Siamo quello che mangiamo

Dottoressa Giulia Biondi

IL METODO BILANCIAMO

No more Diet

Non dovrai fare una dieta mai più, è una promessa

Questo libro è scritto dalla Dottoressa Giulia Biondi che ha ideato il Metodo Bilanciamo

Questo libro è a cura di Maria Beatrice Alonzi per Giulia Biondi

Copertina di Maria Beatrice Alonzi

INDICE

BIOGRAFIA

Giulia Biondi è laureata in Biologia della Nutrizione con doppia specializzazione Master di 1° Livello in *Nutrizione Clinica* e in *Scienza dell'Alimentazione dietetica applicata e fabbisogni nutrizionali degli sportivi*.

Le sue attività principali sono relative all'insegnamento e la consulenza in ambito nutrizionale sia per privati sia per istituzioni di livello nazionale. Docente e relatrice nel Lazio per conto del *CONI*, docente di Educazione Alimentare del *corso Master Chef di Antonello Colonna* e del suo resort Valfredda di Labrico, Docente per la *Fondazione Bio Campus* all'Istituto Tecnico Superiore delle nuove tecnologie per il Made in Italy e per il *Centro Europeo di Studi Manageriali*. È membro del team di ricerca e sviluppo di prodotti alimentari e integratori sportivi per il mercato nazionale e internazionale.

Negli anni è stata richiesta la sua professionalità in occasione di incontri di settore e ha partecipato sia come docente sia come relatrice per congressi, scritto articoli per riviste medico-scientifiche occupandosi sempre di alimentazione sana e consapevole. Più volte è stata richiesta come consulente aziendale nella creazione di menù e la progettazione di un'alimentazione bilanciata per istituti di formazione per lo sport e centri di allenamento.

Esperta di Educazione Alimentare, tutta la sua vita ruota attorno al mondo dell'alimentazione. Ha sviluppato il metodo Bilanciamo per aiutare e semplificare l'approccio a una corretta alimentazione, dimenticando l'incubo della dieta e imparando a conoscere alimenti e nutrienti per evitare i problemi derivanti da un cattivo rapporto con il cibo. Frutto della sua esperienza sul campo, questo metodo didattico-educativo rispetta le Linee Guida del Ministero della Salute e prevede una giusta dose d'autonomia nell'individuo, necessaria affinché un'alimentazione equilibrata torni a essere un concetto quotidiano e non eccezionale. Bilanciamo fornisce i mezzi per avvicinarsi al cibo con lo spirito giusto.

CAPITOLO 1

INTRODUZIONE

Una scienza tutta da scoprire

Date a un uomo un pesce e mangerà un giorno, insegnategli a pescare e mangerà tutta la vita, recita un vecchio adagio. Come mai ho scelto proprio questa frase per iniziare? Non preoccuparti, non parleremo di pesca, non hai sbagliato libro: affronteremo un argomento altrettanto spinoso e pieno di insidie. **L'alimentazione**.

Molto spesso nella mia professione di Educatrice Alimentare ascolto storie di persone che hanno intrapreso diete dure, che hanno portato avanti sacrifici e che, dopo aver ottenuto i tanti attesi risultati, si sono ritrovate in breve tempo al punto di partenza. È questione di tenacia? È questione di forza di volontà? Sarebbe semplice considerare come responsabile la pigrizia, ma è davvero così? Durante una dieta il nemico numero uno siamo noi stessi. Spesso non siamo in grado di stimare cosa mangiamo, quante calorie bruciamo, ci concediamo troppi fuori menù e tendiamo a scoraggiarci alle prime difficoltà. Ma la mia esperienza mi ha insegnato che no, non è così semplice.

Il problema che si nasconde dietro questi inaspettati e imprevedibili fallimenti è la mancanza di metodo e conoscenza. Non esistono strategie per perdere peso in poco tempo, seguendo questa dieta o quell'altra, che possano fare a meno di un cambio radicale nell'approccio al cibo. Per questa ragione trovo quanto mai appropriata quell'antica massima popolare: la dieta è come il pesce che ci viene regalato e, a meno di seguirla tutti i giorni della nostra vita, prima o poi ci ritroveremo di nuovo soli e affamati. E la fame è forse una delle sensazioni fisiche più complesse da gestire perché si innesta anche sulla nostra sfera emotiva e non è assolutamente semplice da controllare. Anzi, a dire la verità, è un'illusione quella di controllare la fame. Ecco, quindi, poiché non possiamo pensare di affidarci tutta la vita a qualcuno che ci regalerà un pesce, dovremmo finalmente imparare a pescare. E nel nostro caso cosa significa *pescare?* Niente di più semplice: **imparare a mangiare.**

Lo sapevi che?

Prima regola per una buona alimentazione: a meno di intolleranze e allergie, non eliminare nessun cibo dalla nostra tavola. Mangiare di tutto è il segreto per star bene.

Ma come? Imparare a mangiare? Mangiamo da sempre, da quando abbiamo memoria, la nostra vita è stata tutta un mangiare: colazione, pranzo, cena e annessi spuntini tutti i giorni, tutte le settimane, tutti gli anni. Alle volte è proprio <u>l'abitudine</u> il pericolo numero uno dell'alimentazione. Seguendo quelle che sono le linee guida in materia, la prima e più importante regola da rispettare è quella di variare sempre gli alimenti. Ma per variarli è necessario conoscerli, avere il tempo poter organizzare ogni pasto, invece i ritmi sono sempre più frenetici e ci ritroviamo a collezionare pranzi volanti e cene precotte. Questo non è mangiare bene, a dirla tutta questo non è neanche mangiare: è semplicemente fornire al nostro corpo un po' di carburante, non della qualità migliore e nelle modalità più giuste. Cosa succede a un'auto se viene maltrattata? Non dura a lungo e nel tempo inizia a presentare problemi, via via sempre più gravi. La stessa identica reazione del nostro organismo: la maggior parte dei disturbi che affrontiamo sono figli di una scorretta alimentazione. Ma è solo colpa nostra? In realtà no, ancora una volta non voglio individuare un responsabile: quel che è certo è che i tempi sono cambiati, trascorriamo molte ore al computer per lavoro, viviamo una vita più sedentaria, ci muoviamo in auto o con i mezzi pubblici, usiamo l'ascensore, la spesa arriva direttamente a domicilio, magari ci alleniamo due o tre volte a settimana, ma allo stesso modo abbiamo pause pranzo brevissime e sempre più spesso cene fuori, momenti di svago nei quali non riusciamo a trattenerci e mangiamo di tutto e di più. *Tanto a pranzo ho mangiato solo un po' di frutta, tanto domani digiuno*. Niente di più sbagliato.

È innegabile che la routine quotidiana abbia un impatto non trascurabile sulle nostre esigenze alimentari poiché all'interno di essa tendiamo a bruciare meno energia, consumiamo cibi la cui qualità è sempre più un'incognita e **abbiamo poco tempo**. Non voglio trasformarmi in un pappagallo, ma la mancanza di tempo è un aspetto che non si può trascurare quando si parla di alimentazione: è improponibile pensare a pranzi che necessitano di una lunga preparazione quando difficilmente potremmo pranzare a casa più di una o due volte alla settimana. Spesso anche le diete migliori risultano fallimentari perché non possiamo seguirle: riscontriamo dei problemi pratici, iniziamo a saltare un pasto, poi proviamo a recuperare, modifichiamo la colazione del lunedì con quella del martedì ma senza aver la minima consapevolezza di quello che stiamo facendo. Quello che voglio insegnarti in queste pagine è proprio questo: raggiungere un grado di conoscenza tale da poter organizzare la tua vita senza temere la cena fuori imprevista, la voglia di gelato che può assalirti in un pomeriggio troppo caldo, il desiderio di un bicchiere di vino. Mangiare non deve essere uno schema rigido perché altrimenti è fin troppo semplice uscire fuori dal tracciato. Ai bambini quando si vuole insegnare a colorare gli si dice sempre di mantenersi dentro i bordi: è un'indicazione fondamentale, serve per concentrare l'attenzione, dare dei limiti e fornire un primo abbozzo di tecnica. Ma poi? Poi bisogna lasciarli liberi, devono subentrare l'istintività, la fantasia, l'esigenza del singolo. Continuare a indicare i bordi come un limite non aiuta lo sviluppo, non è più un vantaggio ma una forma di repressione che alla lunga stanca. Ora immagina questo esempio applicato all'alimentazione: le griglie, le diete, le regole sono utili per iniziare, quindi è necessario che il cibo diventi un argomento conosciuto, nel quale poi ci si può muovere cercando la propria strada. Non siamo tutti uguali. Non tutti i bambini colorano allo stesso modo. Non tutti mangiamo allo stesso modo. Bisogna adattare l'alimentazione alle esigenze del nostro corpo e le nostre esigenze sono frutto del tempo in cui viviamo. Ignorarlo significherebbe fare pura speculazione teorica. Questo libro invece vuole essere per te una guida pratica, agile, che ti permetta di riappropriarti di conoscenze fondamentali per fornire al tuo corpo ciò di cui ha bisogno.

Per questo dico: date a un uomo una dieta e starà bene un giorno, insegnategli a mangiare e starà bene tutta la vita. Questa è l'idea che sta alla base di *Bilanciamo:* conoscere il cibo vuol dire saper mangiare e saper mangiare significa stare bene ogni giorno.

Lo sapevi che?

In Italia, in linea con gli altri Paesi industrializzati, circa una ragazza su dieci (tra i 12 e i 25 anni) soffre di disturbi legati all'alimentazione. Il cibo non è un gioco, informarsi e conoscere può salvarci la vita.

Cos'è Bilanciamo?

Non parleremo di una nuova e miracolosa dieta perché *Bilanciamo* **non è una dieta:** rispettando e seguendo quelle che sono le *Linee Guida per una Sana Alimentazione* ho immaginato un metodo veloce e chiaro per liberarti dalla schiavitù di una cattiva alimentazione. In queste pagine non troverai elenchi di alimenti da non consumare, nessun discorso generico, ma la trasformazione pratica di un concetto tanto antico quanto dimenticato: bilanciare la propria alimentazione è il segreto per star bene.

Ma cosa significa bilanciare l'alimentazione? Stiamo parlando di calorie? Di tipologia di nutriente? Di pranzi e cene nella stessa giornata? È una valutazione settimanale? E come posso stimare il mio fabbisogno?

Come vedi un concetto così semplice come *bilanciare* porta con sé molte domande. Il grande problema si nasconde proprio qui, nelle pieghe di un'idea, quella della sana alimentazione, molto semplice da un punto di vista teorico più che pratico. Questo è quello che accade quando seguiamo una dieta, non capiamo bene i meccanismi che ci sono alla base della scelta degli alimenti, non conosciamo le regole del gioco, siamo semplicemente imbrigliati e dobbiamo credere che funzioni. Come funziona, però? Quasi nessuno ne ha la minima idea. Questo comporta delle prevedibili conseguenze: non abbiamo imparato nulla e terminata la dieta la nostra alimentazione continuerà a essere approssimativa, magari sbilanciata o ripetitiva. *Bilanciamo* è stato immaginato per superare questo ostacolo. Per renderti consapevole di ciò che mangi è importante conoscere perché lo fai, quali obiettivi vuoi raggiungere e quali sono i segreti di ogni alimento.

Una piccola e dovuta precisazione: questo testo ha finalità divulgative, vuole essere propedeutico a un percorso di conoscenza e consapevolezza. In caso di disturbi alimentari, problemi di sovrappeso o sottopeso, ricordarsi sempre di rivolgersi a un medico. Come punto di partenza si può utilizzare la formula per il calcolo dell'indice di massa corporea (**IMC**) che dovrebbe essere sempre contenuto tra 18,5 e 24,9. Formula che è la seguente.

IMC = Peso (kg)/ altezza (m) x altezza (m)

Se inferiore a 18,5 parliamo di sottopeso, magrezza severa con valori <16, mentre per un IMC superiore a 24,9 parliamo prima di sovrappeso poi di obesità media o grave per valori >30 o >40 (valori validi per un soggetto non atleta).

Lo sapevi che?

Il 32% degli italiani è in sovrappeso, il 10% invece soffre di obesità. I numeri, purtroppo, sono in continuo aumento.

Le linee guida per una sana alimentazione

Profili di sedentarietà/impegno motorio secondo diversi livelli di attività fisica (LAF)

Stili di vita	LAF 18-59 anni	LAF ≥60 anni
Sedentario	1,45	1,40
Poco attivo	1,60	1,50
Attivo	1,75	1,60
Molto attivo	2,10	1,75

FAO/WHO/UNU, 2004	Institute of Medicine IOM, 2005	DE-AF	LAF
SEDENTARIO – POCO ATTIVO LAF = 1,4- 1,69	SEDENTARIO LAF =1,00 – 1,39	19% di DET	1,4
	POCO ATTIVO LAF = 1,40 – 1,59	28% di DET	1,6
ATTIVO O MODERATAM ENTE ATTIVO LAF =1,70 – 1,99	ATTIVO LAF = 1,60 – 1,89	35% di DET	1,8
MOLTO ATTIVO LAF=2,00–2,40	MOLTO ATTIVO LAF = 1,90 – 2,50	40% di DET	2,0

Nel novembre del 2019, dopo quasi dieci anni, sono state aggiornate le Linee Guida da parte del Centro di ricerca Alimenti e Nutrizione (CREA) e questo documento, redatto da circa settanta specialisti del settore, è la Bibbia dell'alimentazione. L'aggiornamento di questo documento sottolinea come, di anno in anno, la scienza e la ricerca facciano passi in avanti e aiutino a comprendere meglio i meccanismi che stanno alla base del nostro organismo. Insieme alle Tabelle INRAN, vecchio acronimo di quello che oggi è il Centro di ricerca Alimenti e Nutrizione, che contengono il *valore nutrizionale* degli alimenti, le Linee Guida rappresentano il punto di partenza per ogni nutrizionista, dietista, dietologo, esperto dell'alimentazione che si rispetti. In realtà dovrebbero appartenere a ognuno di noi: l'alimentazione è un tema estremamente democratico.

Però stiamo parlando di un volume di circa 230 pagine, pieno di spunti interessanti ma che nessuno, a meno di esigenze di studio e lavoro, ha davvero voglia di leggere. Eppure le regole di una sana alimentazione in sé sono davvero poche e semplici. Ma c'è un altro problema. Si tratta ancora una volta di una guida teorica, di un manuale che traccia appunto delle linee guida. E poi come bisogna comportarsi nel quotidiano? Nel dettaglio, applicando queste direttive al mio caso specifico, come devo regolarmi? A colazione cosa mangio? A pranzo? E a cena? Devo farlo uno spuntino? Meglio frutta o proteine? Perché al di là di un quadro generale, ognuno di noi è questo che vuole: imparare. Imparare come organizzare liberamente i propri pasti, come variare gli ingredienti, come soddisfare il proprio fabbisogno. Attenzione, è già la seconda volta che utilizzo questa parola, forse è arrivato il momento di addentrarsi un po' più nello specifico nel mondo dell'alimentazione.

Alcuni concetti essenziali

Non preoccuparti, non inizierà un lunghissimo elenco di parole da imparare a memoria. In realtà cercherò sempre di utilizzare un linguaggio quanto più semplice e immediato possibile perché dubito tu sia qui per un ottenere un Master in nutrizione. Il nostro obiettivo è imparare a mangiare e non possiamo farlo senza fissare alcuni concetti che ritroveremo via via nel testo e che spesso rappresentano l'inizio dei grandi equivoci che ruotano attorno all'alimentazione. Iniziamo dalla parola che abbiamo già incontrato, il *fabbisogno*.

Si sente spesso parlare di ***fabbisogno energetico*** in relazione all'alimentazione e non si tratta certo di un concetto complicato: come dice la parola stessa, il fabbisogno rappresenta ciò di cui il nostro corpo ha bisogno. Semplice? In realtà spesso si genera un po' di confusione parlando di fabbisogno giornaliero, quando in realtà per poter sviluppare un rapporto sano con l'alimentazione sarebbe più giusto considerarlo a lungo termine. Magari settimanale o addirittura mensile. Certo, questo tenderebbe a complicare i calcoli e a rendere più complessa l'organizzazione, per questo motivo anche noi ragioneremo inizialmente con il fabbisogno giornaliero e poi vedremo assieme come fare per rendere questi calcoli più corretti spalmandoli sul medio-lungo periodo.

Quando si parla di alimentazione, di apporto nutritivo, di perdita di peso ci si muove in un mondo fatto di incertezze: l'apporto nutrizionale degli alimenti è suscettibile di variazioni, ciò che noi consumiamo non può essere misurato alla perfezione neppure con l'app più recente o l'orologio che tiene conto delle nostre attività quotidiane. Anche la bilancia è uno strumento suscettibile di errore. Per questo motivo è importante ricordarsi sempre che lavoriamo seguendo delle stime, dobbiamo stimare il nostro fabbisogno, i nostri consumi, il nostro peso ideale. Stimare è sempre meglio di brancolare nel buio, però questo ci deve difendere da un'eccessiva nevrosi da controllo. Lavorare con il proprio corpo è una questione di approssimazione e stima, perché non si possono misurare al centesimo i grammi persi o il cibo ingerito. Sarebbe solo uno stress inutile.

La figura indica un parametro molto importante e che ci sarà utile nella stima effettiva di ciò che consumiamo durante le nostre giornate. Infatti dovremmo sempre considerare l'attività fisica svolta durante il giorno, che sia quella quotidiana o una pratica sportiva, anche minima, ma consigliata per il corretto mantenimento del nostro corpo. Il termine **LAF** indica un parametro per il quale dovremo moltiplicare il nostro metabolismo basale, tenendo conto dell'età, del peso, dell'altezza e del tipo di attività fisica che svolgiamo, per ottenere una stima del nostro consumo metabolico giornaliero totale. Parametri simili si ritrovano anche nelle **linee guida CREA** perché è impensabile immaginare uno stile di vita sano che faccia a meno di un'attività motoria e sportiva adeguata.

Quando parliamo di fabbisogno stiamo parlando della quantità di energia che sotto forma di cibo deve essere fornita al nostro corpo. E questa energia a cosa è destinata? A realizzare ogni nostro gesto: da quelli basilari come respirare a quelli estremi come arrampicarsi o scalare passando per quelli quotidiani come camminare, parlare. Questo consumo di energia viene chiamato ***metabolismo***. In linea generale questo consumo è causato al 60/70% dallo svolgimento delle funzioni vitali, per una piccola parte compresa tra il 5/10% dalla digestione e la quota restante dall'attività fisica, che può variare tra il 15/30% del totale. Quindi in effetti il metabolismo non è unico ma si suddivide in:

- basale, collegato alle funzioni vitali
- termogenesi dietoindotta, ovvero funzione della digestione
- di movimento, in relazione all'attività fisica che può essere quotidiana e/o sportiva

Per sintetizzare al massimo: se mangiamo più di quanto consumiamo aumenteremo di peso, se invece assumiamo meno di quanto bruciamo tenderemo a dimagrire. È un'equazione: quel che entra – quel che esce = variazione di peso, positiva o negativa. Portarci in una situazione di **deficit energetico** ci permette di perdere peso. Certamente ci sarebbe da tenere conto della massa magra, della massa grassa, dei muscoli, dei meccanismi di difesa che il corpo mette in atto se perdiamo troppo peso, ma in questa fase è importante concentrarci su concetti elementari. Avremo modo nel corso del libro di approfondire.

Come calcoliamo l'energia assimilata? L'unità di misura che viene utilizzata per calcolare l'energia è la **caloria**, che appunto rappresenta l'energia fornita dagli alimenti al nostro corpo. Da tutti gli alimenti. Basare i propri ragionamenti solo sull'apporto calorico giornaliero rischia di fornirci un'alimentazione sbilanciata. Il nostro corpo ha bisogno di X calorie, assunte tramite qualsiasi tipo di nutriente, ma i nutrienti devono variare tutti i giorni ed essere bilanciati. Come? Lo vedremo in queste pagine.

Lo sapevi che?

Puoi assumere più calorie del necessario e dimagrire: non è un controsenso. Un deficit calorico troppo marcato può mettere in allerta il corpo e sviluppare dei processi che impediscono di perdere peso. Poi, pur rimanendo in un regime di deficit, aumentando progressivamente le calorie torneremo a dimagrire. Spesso le contraddizioni nell'ambito dell'alimentazione sono dovute a un'eccessiva semplificazione.

Spesso utilizzo l'immagine di un'automobile per spiegare come funziona il nostro corpo. In effetti non ha senso ragionare di alimentazione senza tenere in considerazione che tipo di automobile abbiamo, su quale tracciato dobbiamo correre e a che velocità vogliamo procedere. Ovvero ogni corpo è diverso, ognuno di noi vive una vita e compie delle attività differenti e in fin dei conti i nostri obiettivi non sempre coincidono. Sulla base di queste considerazioni ho costruito il libro che stai leggendo.

Corpo e testa

Quando si parla di alimentazione bisogna sempre ricordarsi che accanto alle componenti chimiche biologiche, vedi il processo digestivo, esistono dei fattori psicologici che possono influenzare il controllo del nostro peso e il rapporto con il cibo. Questo volume non può risolvere problemi legati ai disturbi alimentari perché in quel caso le componenti psicologiche sono prevalenti ed è necessario un lavoro di diversa natura. Pensare però di sottovalutare l'aspetto mentale nella costruzione di un buon rapporto con il cibo è follia, per questo dedicheremo alcune pagine a questa componente. Rendersi conto che mente e corpo devono collaborare nel raggiungimento del medesimo obiettivo ci avvantaggia. Non dobbiamo pretendere troppo da noi stessi, dobbiamo accettare che le tentazioni sono dietro l'angolo e stare ben attenti a comportamenti che potrebbero danneggiarci.

Ricordiamoci sempre che tenderemo a mangiare di più se in compagnia di amici, familiari o persone con le quali ci ritroviamo a nostro agio, mentre saremo spinti a un maggior controllo in presenza di persone che non ci sono gradite. Fa tutto parte di **meccanismi sociali** ben radicati nell'essere umano. Così come tendiamo spesso a imitare i comportamenti di partner, genitori o in linea generale le persone con le quali condividiamo i pasti. Accanto a questi atteggiamenti piuttosto normali, possono nascere anche disturbi più o meno gravi che possono spingerci a mangiare in modo incontrollato oppure a digiunare. In questo caso bisogna intervenire più sull'aspetto mentale che su quello fisico dell'individuo. Ma banalmente anche chi non soffre di particolari disturbi può confermare come il cibo diventi spesso un elemento emozionale: il nostro stato d'animo, infatti, può influenzare le nostre abitudini alimentari. Si parla di *Emotional Eating* quando i sentimenti ci spingono a mangiare di più, di meno o cibi particolari: basti pensare al tipico gelato da mangiare sul divano quando abbiamo subito una delusione amorosa. Il cibo può diventare un conforto, ma non dobbiamo mai perderne il controllo. Solitamente la tristezza ci spinge a mangiar poco, l'allegria a mangiare male ma tanto. Ripensare l'alimentazione significa anche essere consapevoli di questi rischi. Non dobbiamo spaventarci o arrabbiarci.

Anche il rapporto con quelli che comunemente vengono definiti *sgarri* deve essere ripensato: iniziamo a cambiargli nome perché questa parola porta con sé un'accezione doppiamente negativa. Sembra riferirsi a un'azione sbagliata ma nell'ambito della quale tutto è concesso. Non è così. Gli *sgarri* sono naturali perché nessuno può pensare di seguire rigidamente, al 100% e tutti i giorni, una dieta equilibrata. Si può cedere alla tentazione di un pranzo fuori linea, una cena abbondante o semplicemente per problemi organizzativi ritrovarsi a mangiare quello che capita. Consideriamoli dei premi, dei fuori pista calcolati, in modo da non risentirne né psicologicamente né fisicamente. Non dobbiamo considerarli degli errori, tanto meno dei momenti in cui sacrificare quel che abbiamo fatto in una settimana: cambiare nome ci aiuterà ad accettarli in quanto guadagnati e a considerarli nel nostro piano alimentare. Non stiamo più seguendo una dieta, non siamo più imprigionati dentro schemi, vogliamo soltanto mangiare bene. Possiamo mangiare anche quello che ci piace. Possiamo mangiare anche porzioni più abbondanti. Di tanto in tanto e con misura.

Lo sapevi che?

Lo *sgarro* non vanifica quanto fatto in settimana se rientra nel deficit calorico previsto. Come *sgarrare* senza sforare? Devi programmarlo, tenerne conto. Un giorno a settimana mangi fuori ma non sai quando? Metti da parte 500/700 calorie da usare all'occorrenza.

A proposito di porzioni abbondanti e *sgarri* che diventano premi, un altro trucco del metodo *Bilanciamo* è quello di ragionare sempre per grammi di alimento e non per porzioni consigliate. Purtroppo troverete sempre, anche nelle tabelle CREA e sulle etichette degli alimenti, indicazioni per *porzioni consigliate.* Non fatevi prendere dal panico, chi l'ha deciso che quella porzione deve essere la vostra porzione? Magari è troppa o troppo poca, non lasciatevi ingannare dal termine *consigliate*. Sono porzioni valutate per un individuo medio con determinate esigenze, le vostre possono essere diverse. Lavorate sempre con i grammi di alimento anche perché non è scontato che la vostra porzione, faccio un esempio, di riso sia sempre 60 grammi. Domani potreste mangiarne 80, dopodomani 50 o anche 100 grammi, purché rientri in un'alimentazione equilibrata. È questo quello che conta, non di certo restare nelle porzioni consigliate o non sgarrare mai. Non inseguiamo perversioni da primi della classe che rispettano regole inutili, andiamo al cuore della faccenda. Mangiare deve essere sempre e comunque un piacere.

Una guida pratica

Come avrai notato, le prime pagine sono un insieme di avvertenze e definizioni. Era necessario, così come è necessario illustrarti in anticipo come proseguirà il libro e in che modo *Bilanciamo* vuole proporsi come un metodo per imparare a mangiare. La struttura del volume è immaginata come una serie di lezioni, in ognuna delle quali si alterneranno una parte teorica e l'applicazione pratica del metodo *Bilanciamo* con la costruzione progressiva del tuo schema alimentare giorno per giorno, settimana per settimana. Per costruire questo schema avremo bisogno di calcolare il fabbisogno giornaliero, il metabolismo, imparare a conoscere gli ingredienti, utilizzare formule e tabelle energetiche. Impareremo a leggere gli ingredienti degli alimenti, a comprendere la natura di ogni ingrediente e lo faremo attraverso l'uso dei colori.

Infatti nei prossimi capitoli, dopo aver parlato di nutrienti in generale e aver capito come muovere i primi passi, affronteremo nel dettaglio carboidrati, grassi e proteine. Assoceremo a ognuno di questi ingredienti un colore e capiremo che ogni cibo, sebbene contenga spesso tutti i nutrienti, deve essere contrassegnato solo da un colore. Deve essere considerato come carboidrati, grassi o proteine. Grazie all'uso dei colori sarà semplice iniziare a costruire le nostre tabelle settimanali garantendoci un buon bilanciamento nutrizionale: sarà un percorso ripetuto, una scala alla quale aggiungeremo ogni volta un nuovo gradino. Alle fine del nostro viaggio avremmo imparato a mettere in discussione gli stessi risultati ottenuti, modificheremo quanto fatto in precedenza, ma per adesso non importa. Dobbiamo prima occuparci delle fondamenta della nostra casa, poi ci interesseremo delle rifiniture. Per aiutarti a seguire ogni step troverai delle schede già compilate, per soggetti standard e/o casi di particolare interesse, in modo da guidarti nei calcoli e nei ragionamenti. Non voglio che queste parole restino astratte, il nostro obiettivo è metterle in pratica.

Pronto? Iniziamo.

CAPITOLO 2

NUTRIENTI

Cosa mangiamo quando mangiamo?

Come già visto nell'introduzione, ragionare in termini di calorie può essere fuorviante. Quando parliamo di alimentazione infatti dovremmo considerare sempre i nutrienti, ovvero le sostanze che il nostro corpo metabolizza e di cui ha bisogno. Un piatto non è soltanto rappresentato dal numero di calorie, ma da un **contenuto energetico** che dipende proprio dalla sua **composizione nutrizionale**. L'errore che spesso si compie è quello di sviluppare diete che abbiano un solo vincolo: X calorie, senza considerare come siano raggiunte. La mia dieta prevede 1500 calorie al giorno, ma potrei raggiungerle attraverso un'alimentazione altamente sbilanciata: per esempio solo carboidrati, oppure con soli grassi, con un eccesso di proteine. In questo caso, anche restando in un range calorico corretto, avremmo problemi fisici dovuti a uno squilibrio alimentare.

In ogni alimento sono presenti, in percentuali variabili, diversi nutrienti, ed è importante che in un regime alimentare equilibrato si tenga conto non solo del numero di calorie ma anche della percentuale di ciascun nutriente. Il corpo deve essere nutrito, non riempito. Non basta fornire il quantitativo di calorie richiesto per rispettare tutte le nostre esigenze: ogni nutriente ha uno scopo differente e permette al corpo di svolgere le sue differenti funzioni. Dobbiamo considerarci delle macchine estremamente complesse, con esigenze diverse e simultanee: in un'automobile non basta fornire benzina, ma è necessario verificare il livello dell'olio o dell'acqua, la tenuta dei freni, la pressione delle ruote o la lucentezza della carrozzeria. Allo stesso modo anche il nostro corpo ha bisogno di tutti i nutrienti e nella giusta proporzione per portare avanti le sue attività.

I macronutrienti

Consultando le tabelle CREA, ex INRAN, o spulciando le tabelle sul retro di una confezione dove sono presenti le composizioni degli alimenti, troveremo l'elenco dei nutrienti. Di tutti i nutrienti. Macro e micro, la cui differenza è legata alla quantità richiesta dal nostro corpo. Non pensare che i micronutrienti, poiché presenti in piccole quantità, siano trascurabili. È vero il contrario. Ogni nutriente è essenziale, ma in dosaggio differente: dosi che dipendono dalle esigenze fisiche di consumo, assimilazione e utilizzo. Vitamine e minerali sono essenziali al nostro organismo anche se in dosaggio minimo. Per questa ragione è importante avere un'alimentazione bilanciata che permetta di assumere le giuste quantità di vitamine e minerali, senza dover utilizzare alcun tipo di integratori. A meno di disturbi, problematiche genetiche ereditarie, scarsa assimilazione di ferro per esempio, utilizzare gli integratori non ha molto senso. **Ha molto più senso variare l'alimentazione**. Questo vale anche per le fibre.

L'obiettivo di questo libro è quello di renderti autonomo, darti tutte le indicazioni per sviluppare un'alimentazione sana e bilanciata. E come bilanciamo l'alimentazione? Andando a ragionare solo sui macronutrienti: **carboidrati, proteine e grassi**. *Ma come*, potresti dirmi, *lasciamo da parte fibre, acqua e i micronutrienti? Hai appena detto che tutto è importante.* Vero, ottima osservazione. Bilanciamo ha un segreto: grazie a questo metodo e ragionando con una grande varietà di alimenti e le giuste proporzioni di carboidrati, proteine e grassi riuscirai ad assimilare ogni altro nutriente in modo automatico. Non ha senso costringerti a calcolare al centesimo il contributo di acqua all'interno dei tuoi piatti, basterà mangiare frutta e verdura in modo corretto. Ci concentreremo sui macronutrienti perché l'esperienza insegna che molti di noi si ritrovano a mangiare in modo sbilanciato con troppi o pochi carboidrati, troppi o pochi grassi, troppe o poche proteine. I più grandi problemi nascono proprio con questi tre nutrienti e ci concentreremo sul loro apporto. Tutto il resto sarà una semplice e naturale conseguenza.

I **macronutrienti** portano questo nome perché rappresentano la più importante fonte energetica per l'organismo e qualunque sia il piano nutrizionale dovrebbero esservi contenuti nelle percentuali corrette. Perché? Perché ogni nutriente fornisce energia in modalità diversa e in quantità diversa, per questo non è la stessa cosa raggiungere 1500 calorie con solo grassi o solo carboidrati o invece mediante un'alimentazione bilanciata che tenga conto delle giuste percentuali. Ma quali sono queste percentuali?

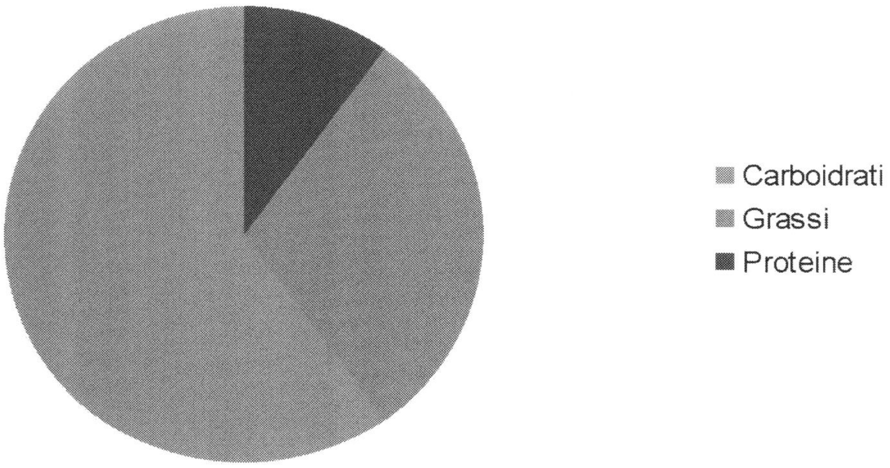

In media consideriamo 60/45% carboidrati, 25/35% grassi e 15/30% proteine. Questa è una stima e servirà come punto di partenza nella valutazione del piano settimanale, infatti la percentuale precisa è strettamente legata allo stile di vita e varia per ognuno. Il range è per questa ragione sufficientemente largo. Per il momento concentriamoci su un dettaglio: i colori.

Vedremo a breve quali sono le funzioni dei nutrienti, perché sono importanti e come possiamo variarli, ma per costruire la nostra tabella settimanale dovremo lavorare con i colori. Giallo per i carboidrati, rosso per le proteine, verde per i grassi. Perché? Nelle prossime pagine avrai tutte le risposte. Ragionare con i colori ci permette di visualizzare rapidamente un alimento, in questo modo potremo valutare subito l'impatto energetico in termini di carboidrati, grassi e proteine.

Lo sapevi che?

Le Linee guida CREA ed. 2019 per l'alimentazione si aprono con la frase *Bilancia la tua alimentazione*. Variare gli alimenti e bilanciare i nutrienti è il cuore pulsante di una sana alimentazione.

Come leggere le etichette

Se conoscere la composizione nutrizionale degli alimenti è così importante diventa necessario imparare a leggere in modo corretto le etichette. Grazie a una corretta interpretazione di questi dati sarà possibile valutare l'impatto calorico non solo dei cibi, ma anche dei nutrienti stessi, che come abbiamo visto è l'aspetto centrale di *Bilanciamo*.

Le nuove normative europee EU 1169/2011 impongono ai produttori l'inserimento di moltissime informazioni utili nelle etichette alimentari. Sono indicazioni sia di tipo quantitativo sia di tipo qualitativo. Per legge infatti devono essere indicate, tra le altre cose:

- Nome dell'alimento
- Elenco degli ingredienti in ordine di quantità decrescente
- Quantità degli ingredienti presenti
- Possibili allergeni
- Impatto nutrizionale dell'alimento

L'**elenco degli ingredienti** è essenziale perché ci permette di individuare subito eventuali prodotti artificiali aggiunti, come conservanti, aromi, correttori di acidità e via dicendo. Nella nostra alimentazione dovremmo sempre prediligere alimenti con una lista ingredienti quanto più breve e naturale possibile. Inoltre, poiché l'elenco è disposto in **ordine decrescente** dobbiamo fare attenzione anche alla posizione degli ingredienti. Immaginiamo di dover scegliere un succo di frutta: se la composizione prevede ai primi posti, magari prima ancora della frutta, la dicitura *zucchero*, quel prodotto è di qualità scadente. Scegliendo un prodotto del genere stiamo consumando calorie inutili riempiendo il nostro corpo soltanto di zuccheri, altro che i vantaggi della frutta. Osservare con attenzione l'etichetta dei prodotti alimentari è il punto di partenza pratico per una corretta alimentazione: a mangiar bene infatti si inizia con la scelta del cibo al momento dell'acquisto.

Lo sapevi che?

La quantità di sodio dovrebbe essere di almeno 2mg al giorno e non superare mai 5mg. Per questo è sconsigliato aggiungere sale ai nostri piatti, scegliendo le spezie per insaporirli.

Altro aspetto importante è l'impatto nutrizionale di un alimento. Per facilitarne la comprensione sono state avanzate diverse ipotesi grafiche: molto diffusa nel mondo anglosassone è la distribuzione a semaforo. Grazie ai colori rosso, giallo e verde si forniscono al consumatore indicazioni sulla necessità o meno di moderare il consumo di un determinato prodotto. Purtroppo è uno schema che non si è diffuso molto perché presenta alcune problematiche interpretative: si basa infatti su una valutazione percentuale e non tiene conto dell'effettiva quantità di cibo assunta. Ammessa in Italia e molto più diffusa è la distribuzione tabellare del contenuto di energia e nutrienti in riferimento alla loro assunzione giornaliera, sintetizzata nell'acronimo RI ovvero consumo di riferimento.

UNA PORZIONE DI 50 g CONTIENE				
Calorie	**Zuccheri**	**Grassi**	**Grassi Di Cui Saturi**	**Sale**
160 Kcal	13 g	8,8 g	5,8 g	0,3 g
8%	13%	13%	29%	6%

METABOLISMO = BENZINA

BENZINA = Consumo giornaliero KCAL

Le kcal giornaliere possono provenire da:

Carboidrati	Proteine	Grassi
ENERGIA	STRUTTURA	RISERVA
1 g = 4 kcal	1 g = 4 kcal	1 g = 9 kcal

Come mostrato in questa tabella di esempio, ritroveremo informazioni simili strutturate in questo modo. Sono indicazioni importanti, ma non sufficienti nell'elaborazione di una dieta equilibrata, anzi, rischiano di confonderci. L'impatto % è indicato, per esempio, su una base di 2000 calorie giornaliere che per noi potrebbero essere troppe o troppo poche. Non farci troppo affidamento.

Di queste informazioni dobbiamo salvare il valore in grammi per nutriente: quello ci permetterà di valutare il colore di un alimento. Nel nostro schema settimanale infatti dovremmo alternare i colori e le etichette alimentari e le tabelle CREA ci permettono di comprendere con un rapido calcolo se un cibo è da considerarsi giallo, a prevalenza calorica di carboidrati, oppure rosso, a prevalenza calorica proteica, o anche verde, come in questo caso, a prevalenza calorica grassi. Perché sebbene ci siano 13 grammi di zuccheri contro 8.8 di grassi parliamo di un cibo verde? Lo vedremo nel prossimo capitolo ed è tutto collegato alla digestione e al valore calorico dei nutrienti. E tutte le altre informazioni presenti sulle etichette? Sono utili per avere un'idea di massima su ciò che stiamo acquistando, ma non affidiamoci a percentuali e numeri senza averli prima riportati al metodo e senza averli confrontati con il nostro caso specifico.

Ricordati di ragionare sempre, per gli alimenti freschi (pollo, pesce fresco, verdura ma anche pasta e riso), sul peso a crudo quando calcoli calorie e macronutrienti con i dati CREA, mentre per i prodotti confezionati e/o precotti come biscotti, legumi in scatola, ravioli pronti o pesci surgelati fai semplicemente riferimento alla tabella riportata sulla confezione.

Lo sapevi che?

Le tabelle alimentari possono aiutarti a colorare i cibi. Poteva essere un indizio immediato la % così elevata di grassi saturi. Un alimento che ne fornisce circa il 30% della dose giornaliera, anche se calcolata con una diversa stima calorica, sarà sicuramente un cibo di considerare grasso. L'esperienza si costruisce grazie all'osservazione, sii curioso di ciò che mangi. Sempre.

Digestione e assimilazione

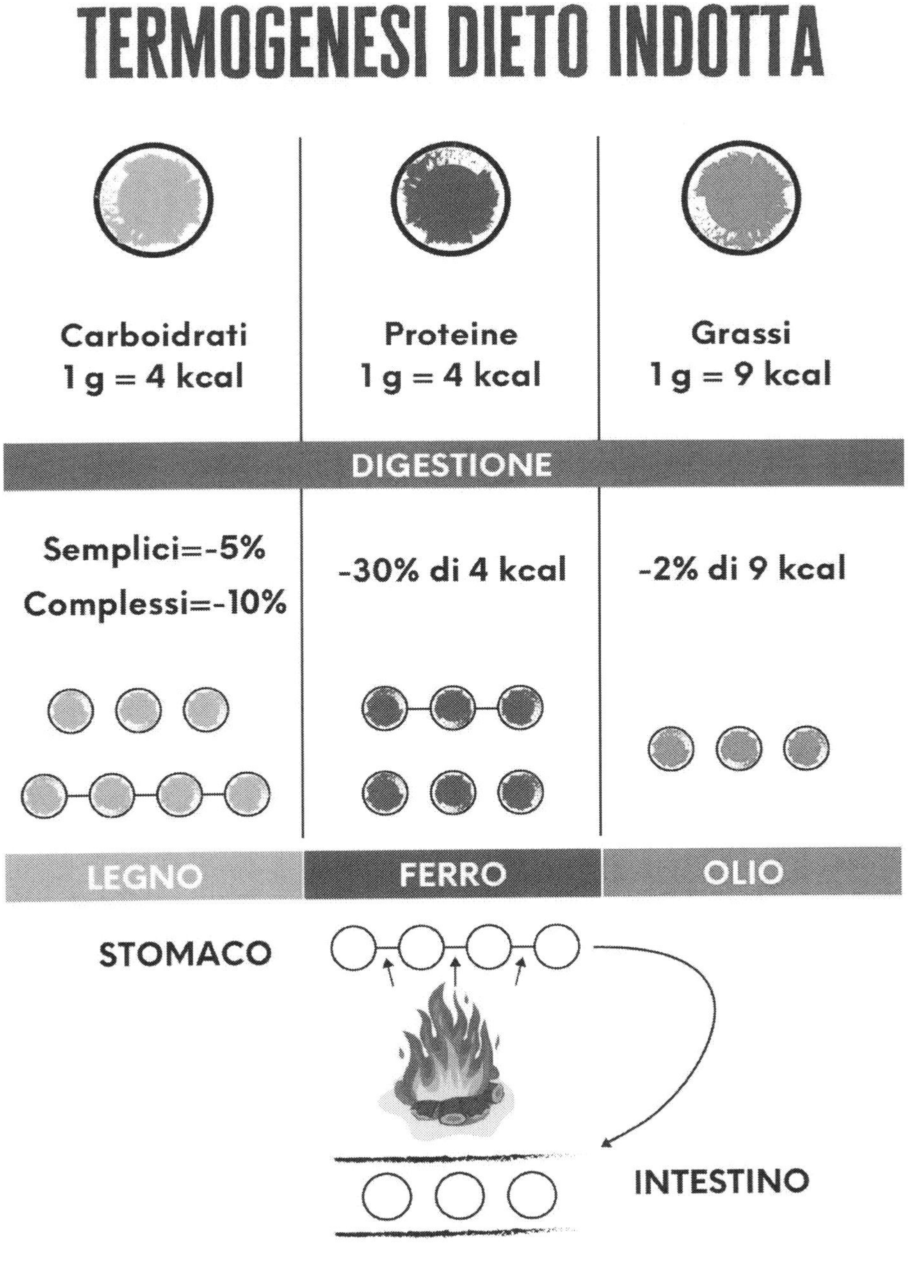

Il nostro corpo somiglia a un'auto: i carboidrati sono la benzina, le proteine rappresentano carrozzeria e parti meccaniche, mentre i grassi sono la riserva e quella spia d'emergenza che ci aiuta a non rimanere a secco. Possiamo così sintetizzare le funzioni principali.

I tre nutrienti hanno obiettivi diversi, finalizzati tutti a renderci una macchina perfetta. Ai carboidrati è affidato il compito di fornirci l'energia necessaria per vivere, alle proteine spetta invece la supervisione della nostra struttura, ai grassi vengono affidate le scorte d'emergenza. È un equilibrio che l'alimentazione deve rispettare. Come? Tenendo conto che non solo le finalità dei nutrimenti sono diverse, ma anche il loro apporto in termini di calorie. Infatti per ogni grammo di carboidrati abbiamo 4 calorie, altrettante di proteine, ma 9 calorie per ogni grammo di grassi. Un apporto calorico più che raddoppiato, attenzione. Ma cosa succede quando nella nostra alimentazione esageriamo con il cibo? Un eccesso di carboidrati si trasforma in scorte di grasso, primo rischio per aumento del peso, **insulinoresistenza e diabete**. Se è vero che i carboidrati sono la fonte principale di energia, dobbiamo sempre considerare di quanta energia abbiamo bisogno: inutile sovraccaricare il nostro corpo se poi l'auto non esce dal garage. Dobbiamo conoscerci: siamo alla guida di un'utilitaria? Percorriamo percorsi brevi? Non siamo amanti della velocità? Avremo bisogno di un certo quantitativo. Se invece siamo degli sportivi, abbiamo uno stile di vita molto attivo e siamo sempre in movimento, allora è importante rendersi conto di avere tra le mani un'auto da corsa che va trattata come tale.

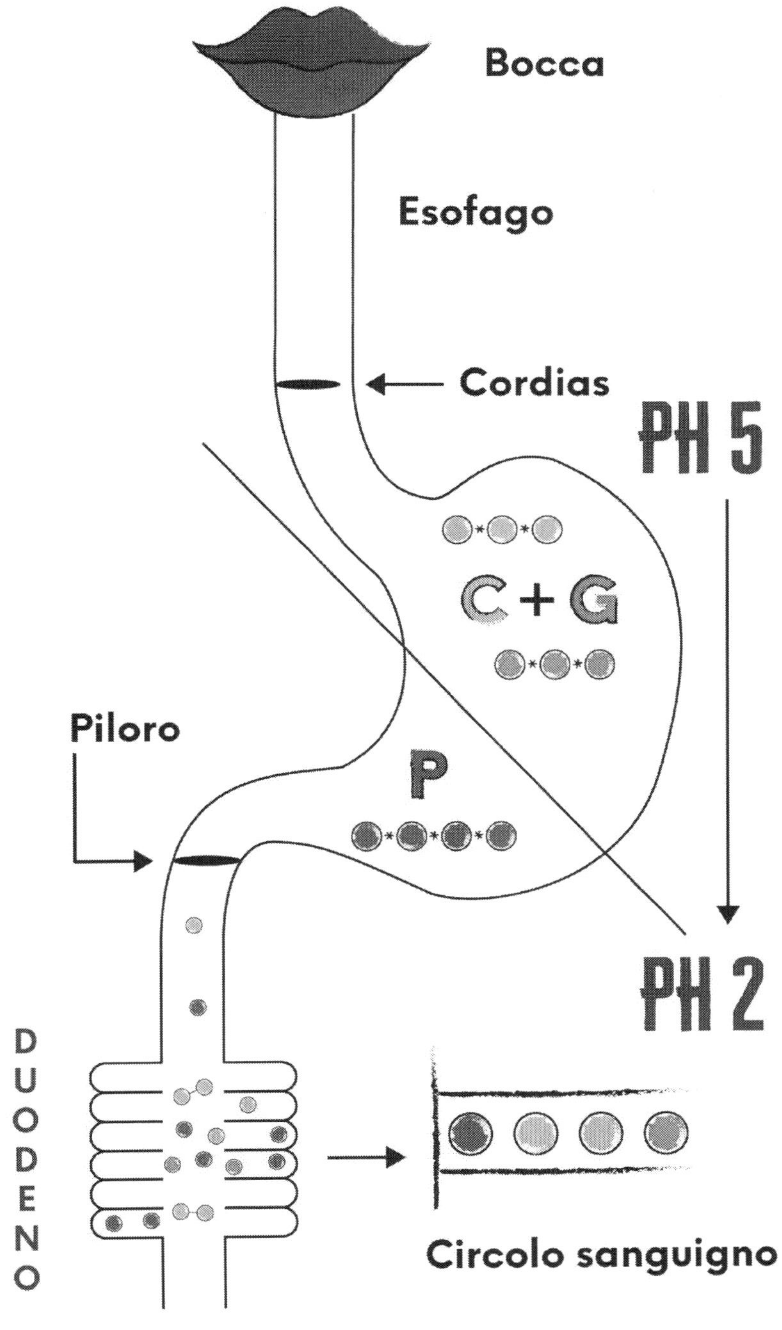
Bocca
Esofago
Cordias
PH 5
C + G
STOMACO
Piloro
P
PH 2
DUODENO
Circolo sanguigno

Immaginiamoci ancora come un'automobile e consideriamo le nostre giornate come il Gran Premio della domenica: se l'auto si presenta in pista con delle riserve di benzina troppo esigue potrebbe non riuscire a terminare la gara, mentre se la riserva è eccessiva potrebbe semplicemente viaggiare per tutto il tempo con un peso inutile e superfluo. In una gara anche pochi chili fanno la differenza in termini di secondi al giro, tutta la differenza del mondo tra la vittoria e la sconfitta. Ora se il nostro corpo si ritrova con una scorta troppo esigua potrebbe mettersi in allarme e accumulare più grasso del normale, se invece gliene forniamo troppo potrebbe rapidamente mostrare disturbi come l'obesità. Come mantenere il giusto equilibrio per ogni nutriente lo vedremo nelle prossime pagine, per adesso è fondamentale mettere a fuoco le differenze soprattutto in termini calorici.

La figura sintetizza le informazioni principali, evidenziando le differenze che scopriremo meglio nel corso dei capitoli. Ma i nutrienti hanno anche due elementi in comune: tutti forniscono energia e tutti devono essere assimilati. Come? Attraverso **la digestione**. Il processo inizia già nella **bocca** e ha come scopo quello di spezzare le catene dei nutrienti. Infatti questi si presentano sotto forma di collane formate da decine se non centinaia di perle: lo scopo della digestione è scomporre le collane in singole perle in modo da trasformarle in energia. Un'alimentazione è equilibrata quando al corpo vengono fornite in modo alternato perle di colori diversi: gialla, rossa, verde, rossa, gialla, verde e non una dieta monocromatica. Variare il cibo permette di migliorarne l'assimilazione. Il corpo infatti è suscettibile alla ripetitività e la digestione ne risente quando vengono fornite perle di un solo colore.

La digestione è un processo che inizia tramite la masticazione. Masticare permette una prima macrodivisione del cibo, che poi deve essere aggredito chimicamente: passare dalla collana alla fila di perle è un processo che avviene grazie agli enzimi. Eppure già in bocca è possibile assimilare parte dei nutrienti: pensiamo allo zucchero che, se sciolto sotto la lingua, passa direttamente nel sangue. Non vale per tutti i nutrienti: con un boccone di pasta potreste attendere anche ore, difficilmente lo vedrete scomparire e venire assimilato direttamente da sotto la lingua. A proposito di pasta, nella bocca, cioè in un ambiente a pH 7 e grazie alla saliva, inizia proprio la digestione dei carboidrati con la suddivisione in frammenti più piccoli.

L'immagine sintetizza quanto detto e ci aiuta a introdurre quanto avviene nello **stomaco**, dove il cibo viene trasformato in energia. Un'altra evidente differenza tra i nutrienti è legata alla diversa capacità di assimilazione di ciascuno da parte del corpo e dal diverso quantitativo che ne viene bruciato durante la digestione. Il processo digestivo viene comunemente detto Termogenesi Dieto Indotta ed è una delle tre aliquote che, insieme al basale e all'attività fisica, completa il nostro metabolismo. Ricorda che per la sola digestione il corpo brucia circa il 10% dell'energia di una giornata. Sembra un paradosso, ma non lo è. Il corpo ottiene energia attraverso la digestione, ma ha bisogno di energia per digerire. Infatti una parte dei nutrienti non viene assimilata e viene dispersa in fase di digestione. La percentuale di questo scarto d'assimilazione dipende dal tipo di nutriente: i carboidrati perdono tra il 5/10% delle loro calorie per essere assimilati, le proteine fino al 30%, mentre i grassi soltanto il 2%. Quando mangiamo, è come se nel nostro stomaco si accendesse un camino per fondere il filo che lega le palline nella collana. Pensa al filo che lega le palline gialle tra di loro come se fosse composto da tanti legnetti, che bruciano facilmente e per farlo richiedono al massimo il 10% delle 4 kcal per grammo apportate, mentre quelle rosse sono unite da un filo di ferro che richiede molta energia per essere fuso, cioè il 30% delle 4 Kcal per grammo che apportano, i grassi invece sono altamente infiammabili, perciò richiedono poco sforzo per essere divise dal filo e rese singole, solo il 2% delle 9 kcal per grammo che apportano. Questo ci fa capire subito che quasi tutte le calorie che ingeriamo sotto forma di grassi viene assorbito, mentre quote importanti delle calorie proteiche viene disperso. Banalmente è il motivo per cui una carota può essere considerata uno spuntino trascurabile, mentre due fette di salame sono e restano due fette di salame anche se mangiate direttamente dal frigo e sovrappensiero.

Come evidenziato dall'immagine il proseguire della digestione è garantito dal **cardias**, che separa bocca ed esofago dallo stomaco. Lo stomaco è la nostra pentola interna e grazie ai succhi gastrici continua il processo di semplificazione e scomposizione del cibo. Il succo gastrico, di cui produciamo circa mezzo litro al giorno, è composto da diversi acidi, enzimi e dal pepsinogeno. Agli acidi è dovuto il forte abbassamento di pH che va dai 7 della bocca fino ai 2 nello stomaco, mentre al pepsinogeno si deve la creazione della pepsina. È interessante notare che in greco la parola *pèpsis* significa cottura, che è esattamente quel che avviene nello stomaco. Carboidrati, grassi e proteine vengono divisi in frammenti sempre più piccoli e buona parte dei batteri presenti viene uccisa durante questa fase di *cottura*. Ma allo stomaco non è affidato il compito dell'assorbimento: la fase di digestione può durare dall'ora fino alle cinque ore e dipende dalla composizione del pasto. I carboidrati vengono digeriti in poche ore, 2 al massimo, che diventano 3 o 4 per le proteine e addirittura 5 per i grassi. Questa è una delle ragioni per cui è essenziale calibrare bene i nostri pasti: un'alimentazione squilibrata potrebbe avere tempi di digestione troppo brevi, con rapido ritorno della sensazione di fame, o troppo lunghi, con conseguente pesantezza e scarsa assimilazione. Anche se è vero che l'assimilazione avviene principalmente **nell'intestino,** alcune sostanze possono passare direttamente dallo stomaco al sangue: è il caso dell'acqua, delle vitamine, del glucosio e dell'alcool. Questo avviene perché le molecole sono abbastanza piccole da attraversare le pareti dello stomaco. Ecco svelato perché l'alcool, anche se bevuto da poco, può dare subito alla testa e non andrebbe consumato a stomaco vuoto.

Lo sapevi che?

Non è un caso se una delle più famose bevande gassate porti il nome di Pepsi. L'alto contenuto di anidride carbonica favorisce la digestione, a discapito però di un'elevata componente di zuccheri e un apporto calorico di circa 150 calorie per lattina da 33 cl.

L'assorbimento avviene principalmente a livello del **duodeno** e tra il digiuno e l'ileo, una volta che il cibo ha superato il piloro: le sostanze contenute negli alimenti passano nel sangue sotto forma di zuccheri derivanti dai carboidrati, di amminoacidi provenienti dalle proteine, di glicerolo e acidi grassi ovviamente prodotto dei grassi, di vitamine e sali minerali. Il percorso prosegue dall'intestino tenue a quello crasso, quindi nel colon, fino **all'espulsione** di tutto ciò che non è utile al nostro corpo.

Come attribuire i colori

Siamo pronti per iniziare a costruire il nostro percorso, ma prima di farlo dobbiamo fare pratica con i concetti racchiusi in queste pagine. È fondamentale prendere dimestichezza con l'idea di cibo colorato in modo da poter organizzare i nostri pasti. Riepiloghiamo brevemente e facciamo qualche esempio pratico.

Ogni alimento contiene dei nutrienti che forniscono energia al corpo, rinforzano la struttura o rappresentano delle riserve energetiche: rispettivamente carboidrati, proteine e grassi, nell'ordine cibi gialli, rossi e verdi. I tre nutrienti non sono interscambiabili e come abbiamo già visto devono essere variati e bilanciati con % differenti: circa il 65/45% di carboidrati, il 25/35% di grassi e il 10/30% di proteine. Inoltre abbiamo capito che a ogni cibo va affidato solo un colore, anche se fossero presenti tutti e tre i nutrienti. Come? Seguendo una tabella come questa.

TABELLA NUTRIZIONALE per 100 g di alimento			
Nutriente	**Calorie/grammo**	**Grammi**	**Calorie effettive**
Carboidrati	4		
Grassi	9		
Proteine	4		

Dovrai realizzarla per ogni alimento inserendo nella colonna *grammi* il quantitativo di nutriente presente e quindi nella colonna *calorie effettive* inserire il prodotto della seconda colonna per la terza. In base ai risultati ottenuti, considerando il valore maggiore tra le calorie effettive per carboidrati, grassi e proteine potrai determinare il colore dell'alimento. È un passaggio che ti permetterà di sviluppare un'alimentazione davvero varia ed equilibrata. Ricorda che questi calcoli vengono effettuati per 100 g di alimento a crudo, e che la ripartizione nutrizionale puoi trovarla nelle tabelle CREA sia cartacee sia digitali. Realizzala per gli alimenti che di solito consumi e sono parte della tua alimentazione, potresti scoprire qualcosa di interessante. Se riscontri dei problemi segui l'esempio guida.

Esempio: Mandorle, uno degli spuntini più in voga.

TABELLA NUTRIZIONALE per 100 g di mandorle			
Nutriente	**Calorie/grammo**	**Grammi**	**Calorie effettive**
Carboidrati	4	21,67	86,68
Grassi	9	49,42	**444,78**
Proteine	4	21,22	84,88

Come puoi vedere, sebbene le mandorle abbiano un quantitativo interessante di proteine e vengano considerate un alimento proteico, in realtà non possiamo trascurare l'elevatissimo contenuto di grassi. Le mandorle sono un cibo **verde**. Nelle prossime pagine scopriremo alcuni segreti della frutta secca, per il momento esercitati con questa tabella. Compilane una per ogni alimento che tipicamente fa parte della tua alimentazione, attribuisci uno dei tre colori e metti tutto da parte. Ti serviranno prestissimo per costruire lo schema settimanale pranzo e cena.

Lo sapevi che?

Il termine *dieta* significa letteralmente *modo di vivere.* Spesso si confonde questa parola attribuendole un valore parziale: la dieta come regime alimentare restrittivo, fatto di sacrifici. In realtà ognuno di noi, anche se mangia in modo disordinato e sregolato, ha una propria dieta: una dieta sregolata, in quel caso. *Bilanciamo* vuole ribaltare questo concetto. Non più rinunce, regole e sacrifici ma un *modo di vivere* sano, equilibrato e, appunto, bilanciato.

CAPITOLO 3

CALCOLO DEL FABBISOGNO CALORICO GIORNALIERO

Iniziamo a dare i numeri

Siamo arrivati al momento in cui i discorsi teorici diventano pratici. Nelle prossime pagine faremo i conti, nel vero senso della parola, con numeri e formule. Questo non deve spaventarti: saranno calcoli semplici e ti fornirò sempre un esempio guida. A tal proposito lascia che ti presenti **Sara, il nostro campione zero**. Per aiutarci nei nostri ragionamenti utilizzeremo il caso di Sara per mettere in pratica quanto detto e fornirti uno schema di riferimento. Il metodo *Bilanciamo* prevede un percorso graduale che inizia con il calcolo del proprio fabbisogno, prosegue nella costruzione di pranzi/cene per una settimana tipo dal lunedì al venerdì, viene completato inserendo colazione e spuntini e si conclude aggiungendo il fine settimana. Un percorso graduale attraverso i nutrienti e il cibo, ma che parte dall'analisi del singolo caso: ognuno di noi è speciale a modo suo. Proprio come nelle mie lezioni frontali, anche qui partiremo da quello che possiamo chiamare *il questionario*. Una serie di domande che ci aiutano a costruire lo scheletro delle giornate alimentari in base alle esigenze e alla tabella di marcia che ci rappresenta. Come anticipato proseguiremo questo viaggio insieme a Sara, conosciamola meglio.

Nome	Sara
Età	35 anni
Peso	53 kg
Altezza	165 cm
Lavoro	Impiegata (sedentario)
Ore di lavoro	8 ore per 5 giorni alla settimana
Attività sportiva	4 volte da 1h palestra fitness e pesi

Giornata tipo (Lun/Ven)

Sveglia	Ore 7.00
Lavoro	Ore 8.30
Spuntino	Sì
Pausa	Ore 10.30
Pranzo	Ore 13.30
Cena	Ore 20.30
A letto	Ore 23.00
Momento di maggior fame	Cena
Pasto più importante	Colazione

Sara ci farà compagnia perché rappresenta, grosso modo, l'identikit della donna italiana media con uno stile di vita corretto. La forma fisica non è compromessa per cui non dovremo occuparci di interventi alimentari invasivi, il lavoro è sedentario come quello di molti, svolge un'attività fisica che è nella media di quella consigliata per ognuno di noi, non ha orari particolari, nessun problema di intolleranza e le piace mangiare di tutto. Ha solo bisogno di mettere ordine nella sua alimentazione. Compila anche tu il questionario in modo da avere a portata di mano i valori da utilizzare nei prossimi calcoli e se hai intolleranze considera poi solo gli alimenti che ti sono concessi.

Per un soggetto normale, ovvero non atleta professionista, come nel caso di Sara e come probabilmente anche nel tuo, lo step successivo consiste nel calcolo del cosiddetto *peso ideale*. Lo abbiamo già incontrato nelle primissime pagine e dovrebbe essere un concetto ormai noto. In questa fase è fondamentale perché ci permette di capire se rientriamo nel nostro peso forma o siamo sotto/sovrappeso. Questa valutazione è necessaria per la stima di un piano alimentare adeguato. Procediamo con i calcoli, molto semplici.

BMI (indice di massa corporea) = Peso in kg / (Altezza in metri)^2

Se ben ricordi questo risultato dovrebbe essere compreso tra 18,5 e 24,9. Verifica la tua condizione così come Sara.

BMI SARA = 53 / (1,65) X (1,65) = **19,46** situazione di normopeso

Questo calcolo vale anche per gli uomini. Prendiamo Marco, 70 kg e altezza 175 cm.

BMI MARCO = 70 / (1,75) X (1,75) = 22,9 situazione normopeso

Si tratta dunque di un passaggio davvero semplice e veloce. E se dovessi ritrovarti al di sopra o al di sotto? In quel caso devi considerare la necessità di prendere peso o perdere peso, il che significa che dovrai procedere non tenendo conto del tuo peso attuale. Prova cioè a svolgere di nuovo i calcoli aumentando o diminuendo il peso finché non rientrerai nel range 18,5/24,9. Una volta trovato il tuo peso ideale dovrai utilizzarlo sempre come valore di riferimento: questo ti aiuterà a stimare il tuo fabbisogno energetico in relazione al peso che devi raggiungere, spingendoti automaticamente a dimagrire o ingrassare introducendo un deficit o un eccesso calorico rispetto alla tua condizione attuale. Bisogna bilanciare l'alimentazione sempre rispetto al proprio **peso ideale**: se pesi 65 kg e il tuo peso ideale è 55 non potrai stimare il fabbisogno in relazione ai 65 kg, altrimenti sarai sempre in eccesso calorico e continuerai a ingrassare. Lo stesso discorso vale se pesiamo 55 kg e il nostro peso ideale è 65 kg. Ecco come procedere.

Primo tentativo = 65 / (1,60) x (1,60) = 25,4

Secondo tentativo = 62 / (1,60) x (1,60) = 24,21

<u>Terzo tentativo = 60 / (1,60) x (1,60) = 23,43</u>

Quarto tentativo = 58 / (1,60) x (1,60) = 22,65

Quinto tentativo = 55 / (1,60) x (1,60) = 21,48

Lo sapevi che?

Procederemo considerando una condizione normopeso nella quale dobbiamo soltanto effettuare mantenimento: non siamo interessati a perdere peso. Si tratta di un primo step, procedi in questo modo poi vedremo insieme, nei capitoli successivi, come ragionare se c'è necessità di dimagrire e come gestire un deficit calorico.

La soluzione ideale sarebbe quella dei 55 kg perché praticamente a metà strada nel range 18.5/24.9, ma potrebbe essere una condizione troppo difficile da affrontare fin da subito: ci sono dieci chili di differenza tra la situazione attuale e quella di arrivo. Potrebbe essere un buon compromesso rispettare il valore di 60 kg, terzo tentativo, che rientra nel range normopeso comportando una perdita di 5 kg che può essere raggiunta comodamente in sei mesi senza grossi sacrifici ma soltanto rispettando un'alimentazione equilibrata. Utilizzerete nei calcoli il valore 60 kg e non quello di 65 kg.

Una volta fissato il nostro peso ideale, che sia quello attuale o un obiettivo che ci siamo prefissati, dobbiamo stimare il **fabbisogno energetico**, perché grazie al fabbisogno potremo scegliere la nostra alimentazione. Ma come si calcola il fabbisogno? Innanzitutto abbiamo bisogno di valutare il metabolismo. Ricordi? Il fabbisogno è l'energia di cui abbiamo bisogno mentre il metabolismo rappresenta ciò che consumiamo: sono due facce della stessa medaglia. Come già anticipato, il <u>metabolismo totale</u> è composto da tre variabili: è il momento di calcolare il **metabolismo basale**, che rappresenta circa il 60/70% di tutta l'energia consumata. Utilizziamo la formula di *Harris&Benedict (1919)* valida per un range di età 15/73 anni.

Metabolismo basale donna = 655 + (9,56 x kg) + (1,85 x cm) – (età x 4,68)
Metabolismo basale uomo = 66,5 + (13,75 x kg) + (5 x cm) – (età x 6,75)

Sono due formule che richiedono dati personali come peso, età e altezza e sfruttano quattro parametri, ovvero dei numeri fissi, che sono diversi nel caso di uomo e donna. Qual è il risultato di questa formula? **Il valore calorico sotto il quale non dovremmo mai scendere.** Il metabolismo basale infatti fa riferimento alle attività essenziali del nostro organismo, quelle vitali: fornire meno energia significherebbe mettere in allerta l'organismo, con effetti negativi che superano quelli positivi. Restare molti mesi con un apporto calorico inferiore al metabolismo basale può comportare problemi anche molto gravi: potremmo abbassare troppo il ritmo e consumare sempre meno, con un impatto evidente anche sul peso poiché smetteremo di dimagrire. Hai provato a svolgere i calcoli? Vediamo qual è il risultato per Sara.

Sara = 655 + (9,56 x 53) + (1,85 x 165) – (35 x 4,68) = ***circa 1300 Kcal***

Siamo di fronte a un valore medio che comprende soltanto l'energia utilizzata in una giornata in cui apriamo gli occhi al risveglio, non ci alziamo mai dal letto, non mangiamo nulla e ci riaddormentiamo dopo 12 ore. Metabolismo basale non a caso. Sei curioso di valutare anche il metabolismo basale di un uomo? Possiamo sfruttare sempre il nostro amico Marco e confermeremo che sì, è vero, i valori calorici negli uomini sono sempre più alti. Anche nel caso del metabolismo basale.

Marco = 66,5 + (13,76 x 70) + (5 x 175) – (45 x 6,75) = circa 1600 Kcal

Equazioni predittive impiegate per il calcolo del metabolismo basale

Equazione	Età (anni)	Formula
Harris-Benedict (1919)	15-73	MB(femmina)=655+9,56[peso(kg)] +1,85[altezza(cm)]4,68[età(anni)] MB(maschio)=66+13,75[peso(kg)] +5,0[altezza(cm)]-6,76[età(anni)]
Fleisch (1951)	20-99	MB(femmina)=24xBSAx{35,5-0,06 4x[età(anni)-20]} MB(maschio)= 24xBSAx{38-0,073x[età(anni)-20]}
LARN (FAO/WHO/UNU,1985)	18-29	MB(femmine)=14,7[peso(kg)]+496 MB(maschi)= 15,3[peso(kg)]+679
	30-59	MB(femmine)=8,7[peso(kg)]+829 MB(maschi)= 11,6[peso(kg)]+879
	60-74	MB(femmine)=9,2[peso(kg)]+688 MB(maschi)= 11,9[peso(kg)]+700
	≥75	MB(femmine)=9,8[peso(kg)]+624 MB(maschi)= 8,4[peso(kg)]+819
Owen (1987)	18-82	MB(femmine)=795+7,2[peso(kg)] MB(maschi)= 879+10,2[peso(kg)]
Mifflin (1990)	19-78	MB(femmina)=-161+10[peso(kg)]+ 6,25[altezza(cm)]-5[età(anni)] MB(maschio)= 5+10[peso(kg)]+6,25[altezza(cm)]-5[età(anni)]
Cunningham (1980)	adulti	MB (kcal/day) = 500 + 22 (massa magra, kg)

Bene, abbiamo concluso la prima valutazione. Ora che conosciamo il nostro metabolismo basale dobbiamo aggiungere la componente dovuta al movimento. Prima di proseguire però, per completezza di informazioni voglio farti presente che la formula utilizzata, Harris&Benedict (1919), non è l'unica possibilità. La letteratura scientifica propone diverse alternative tra cui scegliere, ma i risultati non si discostano di molto. Ricordiamoci sempre che questi calcoli ci servono per ottenere una stima della nostra condizione fisica, di quanto consumiamo e di quanto abbiamo bisogno. Stimare significa tenere in considerazione un minimo margine di errore, quindi utilizzare una formula oppure un'altra, ottenere 50 calorie in più o in meno, non è fondamentale. Spesso chi ingrassa si discosta dal proprio fabbisogno energetico per centinaia di calorie al giorno, non poche decine. Stimare è sempre meglio che ignorare. In figura troverai le altre formule, potresti anche mediare tra i risultati di più calcoli: fai solo attenzione alle fasce d'età.

L'attività fisica

Questo è un capitolo terribile per molti di noi: il nostro stile di vita è troppo sedentario, basterebbe un po' di attività fisica per poterci permettere uno spuntino in più al giorno, del condimento in più, un piccolo sfizio senza ingrassare. Attenzione: attività fisica, non sport. Questo è un altro errore che spesso si riscontra: ci muoviamo poco durante il giorno, siamo pigri, usiamo l'ascensore, viaggiamo in auto, trascorriamo le giornate tra divano e scrivania. Allenarci e andare in palestra un paio di volte a settimana è lo stretto indispensabile per sopperire alla sedentarietà settimanale. Per avere una buona forma è essenziale la combinazione di un'attività fisica quotidiana e dell'esercizio fisico programmato, ovvero sport almeno 3 volte alla settimana. In quel caso combatteremo non soltanto eventuali problemi di peso, ma miglioreremo più in generale il nostro stato di salute. Non pensare di poter sostituire l'attività motoria quotidiana con qualche ora di sport: tre ore alla settimana sono soltanto il 2% o 3% delle ore settimanali a disposizione, davvero molto poco, anche se per te ritagliarle è un sacrificio. È molto più importante quindi muoversi durante il giorno, sviluppare uno stile di vita più attivo abbinandovi una ventina di minuti di attività fisica più intensa ogni giorno, oppure 3/4 sessioni da almeno un'ora ogni settimana. Questa combinazione è il **minimo sindacale** richiesto dal tuo corpo, se ti muovi meno non lo stai rispettando.

Lo sapevi che?

Purtroppo è scientificamente dimostrato che uno stile di vita sedentario e l'assenza di sport oltre a favorire l'obesità comporta anche diversi problemi di salute come l'insorgenza di tumori, problemi alle ossa, diabete, malattie croniche e cardiovascolari. Muoversi non significa soltanto perdere peso, ma volersi bene. Non farlo per un addome piatto, ma per una vita migliore e più sana.

Ho introdotto l'attività fisica perché dobbiamo stimare quanto ci muoviamo durante la settimana per andare a calcolare la seconda aliquota del nostro metabolismo totale: quella relativa all'attività motoria, per l'appunto. Questo apporto può variare dal 15%, nel caso di uno stile di vita sedentario, fino anche a un 30% per gli sportivi. Come possiamo valutarla? Il questionario iniziale, se ricordi, chiedeva il tipo di lavoro, il numero di ore, quante volte a settimana ci si allenava: tutto questo, insieme a una valutazione del movimento medio che si svolge durante le 24h, ci permette di ottenere un parametro (**LAF**) che può variare da circa 1,4 fino a 2 all'aumentare dell'attività sportiva.

Attività fisica di moderata intensità (Circa 3-6 METs)	Attività fisica di vigorosa intensità (Circa >6 METs)
Richiede una moderata quantità di sforzo e accelera notevolmente la frequenza cardiaca.	Richiede un grande sforzo e provoca una respirazione rapida e un aumento sostanziale della frequenza cardiaca.
Esempi di esercizi a intensità moderata includono: - Camminata svelta; - Danza; - Giardinaggio; - Lavori domestici e faccende domestiche - Coinvolgimento attivo in giochi e sport con bambini / Portare a spasso il cane; - Lavori leggeri di costruzione (ad es. Verniciatura); - Trasporto / Spostamento di carichi moderati (<20kg)	Esempi di esercizio di vigorosa intensità includono: - Corsa; - Camminare / arrampicarsi rapidamente su una collina; - Ciclismo veloce; - Ginnastica aerobica; - Nuoto veloce; - Sport competitivi e giochi sportivi (ad es. calcio, pallavolo, hockey, pallacanestro); - Spalare la neve o scavare fossati; - Trasporto / Spostamento di carichi pesanti (> 20 kg)
Gli equivalenti metabolici (MET) sono comunemente usati per esprimere l'intensità delle attività fisiche. Il MET è il rapporto tra il tasso metabolico di lavoro di una persona e il suo tasso metabolico a riposo.	

La tabella ci può aiutare a valutare le nostre attività giornaliere. Maggiore è il numero delle attività, maggiore è la durata, tanto più potremmo aumentare il parametro. Solitamente non supera 1,5 per chi ha un lavoro sedentario e si muove poco a piedi, anche se fa sport. Nel caso di Sara, infatti, con un lavoro sedentario, poco movimento giornaliero e alcuni allenamenti a settimana stimiamo un valore pari a 1,55: questo è il parametro che si riferisce all'attività motoria. Ti muovi di meno? Trascorri ancora più tempo alla scrivania? Ti alleni meno di 4 volte a settimana? Bene, utilizza 1,4 come parametro. Ti alleni 5 volte a settimana e sei molto attiva? Puoi spingerti fino a 1,6. Se invece sei una sportiva semi professionista e ti alleni tutti i giorni puoi arrivare anche a 1,7. La tabella seguente, che abbiamo già visto nell'introduzione, fornisce un comodo riepilogo.

Profili di sedentarietà/impegno motorio secondo diversi livelli di attività fisica (LAF)

Stili di vita	LAF 18-59 anni	LAF ≥60 anni
Sedentario	1,45	1,40
Poco attivo	1,60	1,50
Attivo	1,75	1,60
Molto attivo	2,10	1,75

<table>
<tr><th>FAO/WHO/UNU, 2004</th><th>Institute of Medicine IOM, 2005</th><th>DE-AF</th><th>LAF</th></tr>
<tr><td rowspan="2">SEDENTARIO – POCO ATTIVO LAF = 1,4- 1,69</td><td>SEDENTARIO LAF =1,00 – 1,39</td><td>19% di DET</td><td>1,4</td></tr>
<tr><td>POCO ATTIVO LAF = 1,40 – 1,59</td><td>28% di DET</td><td>1,6</td></tr>
<tr><td>ATTIVO O MODERATAM ENTE ATTIVO LAF =1,70 – 1,99</td><td>ATTIVO LAF = 1,60 – 1,89</td><td>35% di DET</td><td>1,8</td></tr>
<tr><td>MOLTO ATTIVO LAF=2,00–2,40</td><td>MOLTO ATTIVO LAF = 1,90 – 2,50</td><td>40% di DET</td><td>2,0</td></tr>
</table>

Però ricorda di essere molto onesto con te stesso, non sopravvalutare la stima e tieni conto nel lungo periodo se potrai reggere i 3, 4, 5 allenamenti a settimana. Meglio mantenersi con un valore più basso, un margine di protezione. Ricorda che fare 10000 passi al giorno non vuol dire fare sport ma significa garantire il minimo del movimento ordinario. Ma vediamo come usare questo parametro.

Metabolismo basale x LAF = Metabolismo giornaliero

Per cui nel caso di Sara, attività lavorativa sedentaria e attività sportiva moderata, consideriamo il range tra sedentario e poco attivo:

1300 Kcal x 1,55 = **2015 Kcal al giorno**

Questo è il numero di calorie che Sara consuma mediamente al giorno, si tratta di una stima. Se ben ricordi quando ti ho parlato di metabolismo totale avevo inserito una terza aliquota: **la termogenesi dieto indotta.** Concettualmente esistono, dal punto di vista pratico sono già incluse, non le stiamo trascurando. Detto questo possiamo procedere con l'organizzazione della nostra settimana tipo.

La settimana: distribuzione calorica

Una volta ottenuto il valore del metabolismo totale, nel caso di Sara parliamo di circa 2000 Kcal al giorno, dobbiamo stimarlo su un arco temporale più lungo. Infatti non ha molto senso ragionare sul singolo giorno: il nostro organismo e il metabolismo si assestano e si accorgono di una variazione di alimentazione dopo almeno una/due settimane e i risultati dovrebbero essere stimati su base almeno mensile.

Ragionare con un arco temporale troppo lungo però ci creerebbe dei problemi: impariamo innanzitutto a bilanciare una settimana tipo, poi quando saremo diventati pratici potremo applicare il *metodo bilanciamo* a nostro piacimento.

Il primo calcolo da effettuare è semplicemente moltiplicare il metabolismo totale giornaliero per sette giorni. Nel caso di Sara, allora:

Metabolismo Totale x 7 = 2015 x 7 = 14105 Kcal alla settimana

Per comodità e poiché, come già detto, non sono certo poche decine di calorie a fare la differenza, consideriamo per Sara **14100 Kcal alla settimana**. Ipotizziamo anche che Sara non debba perdere peso, quindi non dovremo considerare alcun **deficit calorico**. Vedremo poi più avanti come procedere nel caso in cui ci fosse la necessità di perdere qualche chilo. Memorizziamo soltanto due cose: a una donna si consiglia un deficit massimo di 350 calorie al giorno, mentre un uomo può arrivare sino a 500. Nel caso di Sara significherebbe poter sottrarre al massimo 2450 Kcal alla settimana, passando da 14100 a 11650, ma per il momento non preoccupiamoci di questi calcoli.

La distribuzione settimanale può variare di settimana in settimana e dipende dai nostri impegni, dagli imprevisti, dalla presenza o meno di festività. Per questa ragione dovrai essere capace di riadattare i calcoli in relazione a quanto prevedi nella tua settimana. Ti allenerai di meno o di più? Basta una piccola variazione nelle proprie abitudini per dover riadattare tutti i calcoli: non farlo, e mantenere un eccesso di 300 calorie al giorno per qualche mese, può farti ingrassare anche di un paio di chili. Ricordiamo infatti che 7000 Kcal corrispondono all'aumento di grasso corporeo di circa un chilo. Ma come dobbiamo procedere? Innanzitutto consideriamo la settimana dal lunedì al venerdì, lasciando per un momento da parte il fine settimana.

Quante calorie al giorno? Dipende da quante ne abbiamo a disposizione alla settimana e non deve mai essere un valore più basso del metabolismo basale. Nel caso di Sara parliamo di almeno 1300 Kcal al giorno, quindi potremmo pensare di considerare **1800 Kcal** al giorno per i cinque giorni infrasettimanali. Verifichiamo se abbiamo scelto bene.

Calorie Lunedì/Venerdì = calorie giorno x 5 = 1800 x 5 = 9000 Kcal.

Abbiamo ottenuto un valore più basso di quello settimanale di 14100, quindi possiamo procedere e valutare quante calorie abbiamo a disposizione nel fine settimana.

Calorie alla settimana – Calorie Lunedì/Venerdì
= 14100 – 9000 = 5100 Kcal

Il che significa: 5100 / 2 = **2550 Kcal** il sabato e altrettante la domenica.

Tu dovrai procedere allo stesso modo. Considera un quantitativo giornaliero inferiore al tuo fabbisogno e il restante potrai utilizzarlo nel fine settimana. Ovviamente tutto dipende da quello che era il tuo fabbisogno settimanale: Sara con 14100 Kcal può concedersi un quantitativo calorico mediamente alto, dovrai adattarlo in base alle tue esigenze ma non scendere mai sotto il valore del tuo metabolismo basale.

> **Lo sapevi che?**
>
> Le tabelle CREA, ex INRAN, rappresentano un archivio molto vasto di alimenti per ognuno dei quali è presente una valutazione dei nutrienti. Consultabili anche online, inserendo il nome dell'alimento, forniscono informazioni molto utili sulla ripartizione energetica sia per porzione standard sia per 100 g di alimento. Sono utili per valutare il colore di un piatto: se giallo carboidrati, se rosso proteine e se verde grassi in base alla percentuale calorica maggiore.

La settimana: distribuzione alimenti

I ragionamenti fatti fin qui ci hanno permesso di stimare l'apporto calorico giornaliero, ma prima di poter costruire il nostro schema alimentare dobbiamo considerare i nutrienti. Nei paragrafi precedenti ti ho già illustrato come si suddivide il nostro fabbisogno calorico, ma per comodità osserviamo di nuovo la figura.

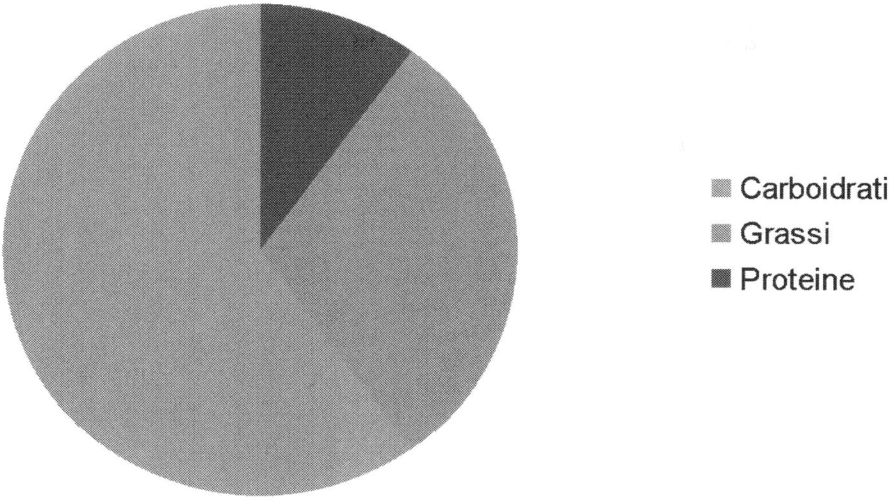

Ai carboidrati spetta la percentuale calorica maggiore, che può raggiungere anche il 60% del fabbisogno totale. Questo dal punto di vista calorico, con i grammi come ragioniamo?

Sesso e stile di vita	**Grammi CARBOIDRATI per kg del soggetto**
Donna	Dai 2 ai 3.5 g
Donna sportiva	Dai 3.5 ai 6 g
Uomo	Dai 2.5 ai 4 g
Uomo sportivo	Dai 4 ai 7 g

La tabella riassume bene i parametri da considerare. Bisogna tenere conto del sesso e della maggiore o minore attività sportiva e del peso del soggetto in esame. Nel caso di Sara possiamo considerare una donna sportiva con attività moderata: 4/5 grammi di carboidrati per kg sono una buona stima. Questo significa.

Grammi Carboidrati = 5 g x 53 kg = **265 g**

Lo stesso identico ragionamento dobbiamo farlo sia per le proteine sia per i grassi. Osserviamo la tabella proteine.

Attività fisica	**Grammi PROTEINE per kg del soggetto**
Sedentaria	Da 0.8 a 1 g
Moderata	Da 1 a 1.3 g
Sport Aerobici	Da 1.3 a 1.5 g
Fitness	Da 1.3 a 1.5 g
Sport Anaerobici	Da 1.5 a 1.8 g
Body Building	Da 1.5 a 2.5 g

Ancora una volta entra in gioco l'attività fisica compiuta dal soggetto. È lampante il collegamento costante tra alimentazione e sport. Nel caso di Sara possiamo considerare sport anaerobici con attività moderata, quindi 1.6 g per kg può essere una buona stima.

Grammi Proteine = 1.6 g x 53 kg = **85 g**

Più semplice la valutazione dei grassi, che invece possono variare tra il 25% e il 35% del fabbisogno settimanale, di cui i saturi non dovranno superare il 10%. Vedremo poi la differenza e perché è importante mantenersi nei limiti.

Sesso	**Grammi minimi di GRASSI**
Donna	40 / 60 g
Uomo	30 / 35 g

Quindi stiamo ragionando in termini minimi sotto i quali non bisognerebbe mai scendere. Il contenuto di grassi in un'alimentazione è fondamentale. Consideriamo questi parametri come riferimento. Hai svolto anche per te tutte le valutazioni? Perfetto, concludiamo allora il capitolo con lo schema giornaliero ideale.

Sara	**1800 Kcal Lun/Ven**	**Suddivisione %**	**Suddivisione Kcal**
Colazione	300	Varia a seconda dei pasti principali	
Spuntino	100	Varia a seconda dei pasti principali	
Pranzo	600	50 Gialli + Verdura	250 Kcal + 50 Kcal
		50 Rossi + Verdi	
Spuntino	200	Varia a seconda dei pasti principali	
Cena	600	50 Gialli + Verdura	250 Kcal + 50 Kcal
		50 Rossi + Verdi	

Questo primissimo schema è la base iniziale del lavoro, ma nei prossimi capitoli capirai che cambia di giorno in giorno e di pasto in pasto. In questa prima fase dobbiamo procedere per semplificazione, stereotipare le condizioni per rendere il ragionamento pratico e comprendere subito come comportarci. Aggiungendo poi concetti come *grammi proteici* potremo allargare il nostro discorso e renderci conto in modo chiaro e inequivocabile che mangiare bilanciato non vuol dire organizzare ogni pasto in modo inflessibile, ma variare gli alimenti durante il giorno, la settimana. Aiutarci con i colori e le percentuali ci permette fin da subito di equilibrare meglio il nostro nutrimento. Innanzitutto dobbiamo suddividere le calorie giornaliere sui nostri 3, 4 o 5 pasti; Sara ha distribuito le 1800 Kcal in 5, potendo effettuare due spuntini al giorno. Inoltre l'apporto calorico della colazione è cospicuo perché Sara la segnalava come pasto più importante. E il tuo qual è? Attribuisci una buona parte delle tue calorie a quel pasto in modo da soddisfarti. In più, avrai notato, sono state inserite le verdure a pranzo e cena: fondamentale avere sempre due porzioni di verdura da circa 200/300 grammi a porzione. Proteine e grassi varieranno sempre, ma ricorda di non dimenticare mai 20ml di olio EVO al giorno. Ricorda anche che non è importante in questa fase immaginare gli alimenti o completare anche la suddivisione degli spuntini e della colazione. Questo è uno schema di partenza. Ora analizzeremo i tre macronutrienti e potremmo inserire i vari alimenti: prima quelli gialli, poi i rossi e infine i verdi. Una volta completato lo schema dal lunedì al venerdì con i pasti principali, pranzo e cena, andremo a valutare l'impatto di colazione e spuntini per poi aggiungere anche il sabato e la domenica. Come vedi, per la colazione e gli spuntini non è presente nello schema attuale la suddivisione dei macronutrienti, perché sarà calcolata in base ai grammi proteici risultanti dalla somma di pranzo e cena, ma lo vedremo con calma, non preoccuparti. Alla fine di questo viaggio avrai imparato come costruire, passaggio dopo passaggio, l'alimentazione equilibrata più adatta a te. Il metodo *Bilanciamo* ci permette di raggiungere i valori di carboidrati, proteine e grassi stabiliti dalle Linee guida partendo dal colore di ogni alimento.

Prima di affrontare il capitolo sui carboidrati, riporta uno schema simile a quello realizzato da Sara, ma valutato in base al tuo apporto calorico giornaliero. Ti aspetto più avanti.

CARBOIDRATI

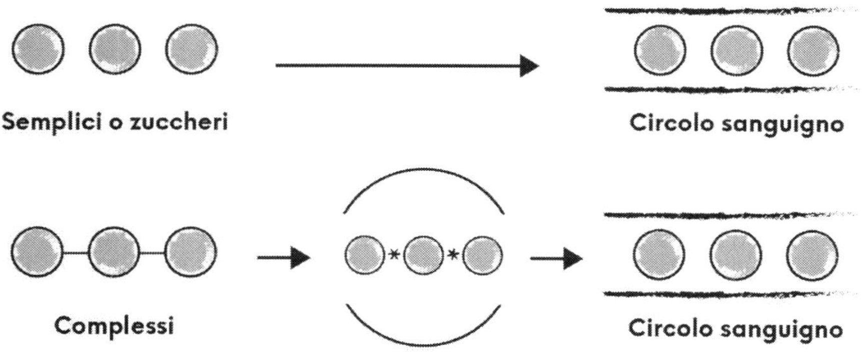

Caratteristiche

1. Indice glicemico
2. Carico glicemico
3. Lavorazione

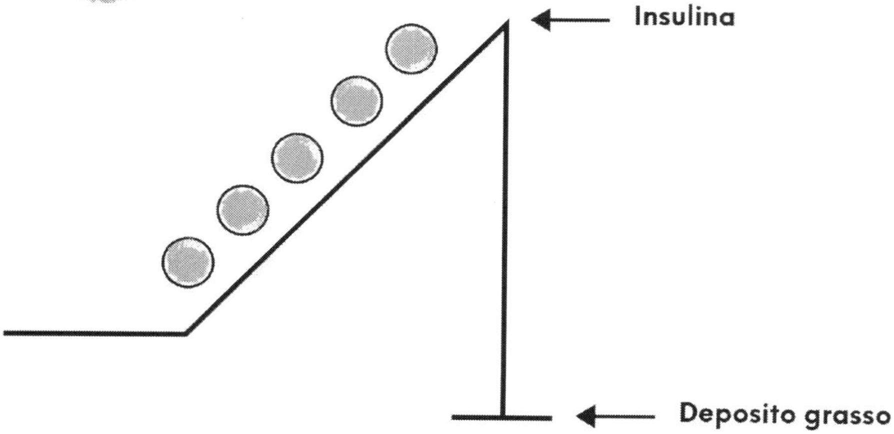

CAPITOLO 4

CARBOIDRATI

La nostra fonte d'energia

Ricordi le schede alimentari che ti avevo invitato a compilare alla fine del secondo capitolo? È il momento di recuperare quelle di tutti gli alimenti gialli, ovvero a prevalenza calorica di carboidrati come pasta, riso, gallette, biscotti. Infatti nei prossimi paragrafi studieremo alcuni aspetti teorici fondamentali di questo macronutriente e poi compileremo la scheda settimanale dal lunedì al venerdì con alimenti gialli a pranzo e cena. Ti ho promesso un volume pratico, ma è importante fissare dei concetti e cancellare alcuni falsi miti. Cercherò di essere quanto più sintetica e chiara possibile: per qualsiasi approfondimento consulta le Linee Guida CREA per una sana alimentazione.

Funzione e natura

Innanzitutto: cosa sono e a cosa servono i carboidrati. Ne abbiamo già parlato all'inizio di questo viaggio e li abbiamo indicati come fonte primaria d'energia: sono la benzina che tutti i giorni inseriamo nell'auto e che consumiamo quotidianamente. Infatti i carboidrati vengono trasformati in **ATP**, adenosina trifosfato, ovvero la cosiddetta corrente energetica del nostro organismo, senza la quale non avremmo *l'energia* per fare nulla. Però ogni eccesso di carboidrati si trasforma in grassi ed è per questo che dovremmo assumerne sempre la giusta dose, meglio un po' in meno che qualcosa in più di quanto il nostro metabolismo bruci. Stiamo parlando di un nutriente che sviluppa circa **4 Kcal per grammo** e ritroviamo i carboidrati principalmente negli amidi, nei cereali, nel pane, nei legumi, nella frutta, nelle patate, nel miele, nella farina e nelle marmellate. Se è vero che tutti i carboidrati si trasformano in zucchero, non è altrettanto vero che tutti i carboidrati sono uguali. Esistono:

1. zuccheri o carboidrati semplici
2. carboidrati complessi

I primi possiamo considerarli delle perle gialle singole, mentre i secondi rappresentano la collana di perle dove ogni molecola è legata all'altra. Uno dei compiti della digestione è proprio quello di sciogliere la collana di perle e trasformare i carboidrati complessi in semplici. Ma entrambi i carboidrati forniscono energia all'organismo. Come viene fornita quest'energia dipende dal tipo di lavorazione e dai tempi d'assimilazione: più è veloce, maggiore sarà il picco di zuccheri nel sangue. Questo picco è legato al concetto di **Indice Glicemico,** carboidrati che vengono assimilati molto velocemente presentano un IG elevato mentre quelli ad assimilazione più lenta presenteranno un IG più basso. Questo vale per carboidrati semplici e per carboidrati complessi, è un parametro indipendente dalla loro natura. Tutto si trasforma in zucchero, tutto fornisce energia in tempi più o meno rapidi e più o meno a lunghi.

La figura indica tre caratteristiche importanti dei carboidrati: velocità di assimilazione, ovvero l'**Indice Glicemico**, contenuto calorico e quantità in grammi di carboidrati, tecnicamente si parla di **Carico Glicemico,** e **lavorazione**. Nei prossimi paragrafi scopriremo qualcosa in più sulle tipologie di carboidrati, sull'indice e sul carico glicemico, ma rispondo subito a una domanda che mi viene posta molto spesso: quanto la lavorazione può influire sulla qualità di un alimento? Nel caso dei carboidrati, tantissimo. Non demonizziamo i cereali raffinati, ma ricordiamoci di integrare le fibre con delle verdure nel pasto durante il quale decideremo di consumarli. Variare i cereali, tra raffinati e integrali, consentirà di ottenere il nutrimento migliore.

Lo sapevi che?

I cereali raffinati contengono solo la parte interna, ovvero l'endosperma. Con integrali invece si indica il chicco intero, appunto *integrale*. Un eccesso di prodotti integrali ad alto contenuto di fibre, abbinato a porzioni abbondanti di verdura, potrebbe comportare colite, gonfiore o disturbi intestinali. Come per ogni alimento non bisogna abusarne e fare sempre attenzione al retro delle confezioni: verificate che il prodotto sia realmente integrale. Spesso le confezioni ingannano.

Indice Glicemico e Carico Glicemico

Ho deciso di dedicare alcune pagine a questo argomento perché spesso è al centro di grandi equivoci. L'idea di questo libro è la praticità, per cui mi sento piuttosto sicura nel dirvi: lasciate perdere e non accanitevi contro gli alimenti ad alto indice glicemico a meno che non soffriate di diabete o abbiate problemi insulinici. La stimolazione dell'insulina infatti può essere facilmente controllata, fa parte di un meccanismo normale e quotidiano: il nostro corpo è allenato a gestire queste fluttuazioni di zucchero nel sangue. Ovviamente vale il solito consiglio: dosate gli alimenti, fate attenzione a quanto zucchero assumete e ricordatevi che alto indice glicemico significa anche un rapido ritorno del **senso di fame, soprattutto quando parliamo di dolci e gelati**. Ecco, questa conseguenza è quella di cui dovremmo preoccuparci maggiormente: se il senso di fame torna troppo rapidamente, possiamo cadere in tentazione e cedere a uno spuntino in più. La zucca ha un indice glicemico molto più alto del grano, significa che fa ingrassare di più? No.

Valore	Indice glicemico
Tra 0 e 35	Basso
Tra 40 e 65	Medio
Maggiore di 70	Alto

L'indice glicemico è un parametro che inganna. Infatti spaghetti e albicocche presentano lo stesso valore: ma sono davvero lo stesso elemento? Ci permettono di assorbire zuccheri alla stessa velocità, ma non ne contengono la stessa quantità. Proprio per rendere meno equivoco l'indice glicemico è stato inserito un secondo parametro: **il carico glicemico**. In questo caso si confronta la quantità di carboidrati presenti, ovvero quanti carboidrati per 100 grammi di prodotto sono presenti all'interno del singolo alimento. A questo punto, confrontando spaghetti e albicocca, è chiaro che il contenuto di carboidrati non potrà essere lo stesso né quindi il contenuto di calorie. Grammi di carboidrati e calorie contenute sono sicuramente parametri che a noi interessano molto di più. A dimostrazione basta confrontare il CG della zucca e del grano: il grano presenta un valore quasi 10 volte più elevato nonostante un IC pari alla metà. In tabella qualche esempio.

Alimento	Indice glicemico	Carico glicemico
Zucca	75	3
Grano duro	41	25
Melone	65	5
Spaghetti	50	14
Albicocca	40	5

Anche perché, come viene calcolato l'IG? In laboratorio. Si estraggono 50 g di zucchero dall'alimento e si valuta la variazione di glicemia nelle successive 2/3 h, in media il tempo della digestione. Però non tutti gli alimenti posseggono la stessa dose di carboidrati: anche le carote hanno un IG piuttosto alto, ma prima di raggiungere 50 g di carboidrati è necessario mangiarne quasi un chilo. Per molti alimenti si ragiona con quantità lontane da quelle che consumiamo durante i nostri pasti. Per di più l'alimentazione non consiste di soli carboidrati, gli altri alimenti possono rallentare o accelerare l'assimilazione: l'IG è teorico ed è meglio starne alla larga per non commettere errori di valutazione. Il CG, tenendo conto anche della quantità di carboidrati e fornendo indicazioni sulle calorie, può essere utile: una sorta di spia, quanto più è alto tanto più dovremmo moderare il consumo di quell'alimento.

Valore	**Carico glicemico**
Tra 0 e 10	Basso
Tra 11 e 19	Medio
Maggiore di 20	Alto

La tabella ci permette di osservare una suddivisione teorica degli alimenti in base al CG. Però sono parametri fuorvianti da valutare in modo isolato, vanno inseriti in un'analisi dell'alimento molto più complessa e sicuramente poco pratica da effettuare. Non sono i carboidrati a far ingrassare, anzi nessun nutriente è in partenza buono o cattivo: il problema sono sempre e solo le dosi, eccedere provocherà sicuramente problemi. Ma credere che l'insulina sia l'unico parametro importante nella perdita di peso è sbagliato. A meno di non aver sviluppato **insulinoresistenza o diabete** – in quel caso è estremamente importante osservare con attenzione IG e CG – potete tranquillamente fare a meno di controllare continuamente questo tipo di parametri. Una sana e varia alimentazione vi terrà automaticamente al sicuro da un eccesso di carboidrati sul lungo periodo: esatto, i bilanci non devono mai essere giornalieri, né tanto meno un singolo picco glicemico potrà avere conseguenze. Il corpo tende ad accumulare o bruciare grassi nell'arco di settimane, un'alimentazione sana ci permetterà di equilibrare il tutto. Inoltre questi due parametri riguardano solo i carboidrati: un'alimentazione *bilanciata* invece include sempre anche grassi e proteine, riducendo naturalmente l'indice e il carico glicemico di un pasto, in quanto per i cibi rossi e verdi l'indice glicemico è pari a 0.

Lo sapevi che?

L'indice glicemico dell'anguria è quasi uguale a quello del riso, ma per raggiungere 50 g di carboidrati dovremmo consumare circa 1 kg di anguria in confronto ai 70 g di riso. Questo significa che IG è un parametro spesso fuorviante e poco utile nella valutazione di un'alimentazione equilibrata, a meno di non soffrire di particolari patologie come il diabete. Chi è sano deve preoccuparsi più della quantità di zuccheri che dei tempi d'assimilazione.

Le differenze biochimiche tra le due famiglie di carboidrati sono legate al numero di molecole di zucchero: finché parliamo di monosaccaridi, una molecola, e disaccaridi, due molecole, siamo nel regno dei carboidrati semplici. Non sono moltissimi e tutti sono abbastanza conosciuti: fruttosio, glucosio e galattosio, come monosaccaridi, e saccarosio, lattosio e maltosio come disaccaridi. Più lungo è invece l'elenco dei carboidrati complessi, che si dividono in gruppi, ancora una volta legati al numero di molecole: comprendono oligosaccaridi, se le molecole di zucchero sono tra le 3 e le 10, mentre se arrivano fino a migliaia di molecole dobbiamo parlare di polisaccaridi. In linea generale gli oligosaccaridi li ritroviamo in frutta e verdura, mentre i polisaccaridi sono alla base di pane, pasta, cereali, ovvero tutti prodotti ricchi di amido. Ogni carboidrato presenta un *indice glicemico* e un *carico glicemico*. Questa distinzione spesso nasconde molte insidie e crea alcuni falsi miti: frutta, zuccheri e pasta sono gli argomenti nei quali più spesso si cade in errore. Sfatiamo subito le leggende.

La frutta

Incredibile, ma vero. Anche la frutta spesso è tema di grande dibattito, basti pensare al secolare dilemma: è vero che la frutta a fine pasto fa male? In teoria no, non ci sono mai regole fisse, piuttosto è consigliabile consumare la verdura durante i pasti in modo da mangiare una mela come snack pomeridiano. Perché non è vero che la frutta gonfia, il gonfiore è responsabilità delle fibre in eccesso, magari quindi chi ha problemi specifici di gonfiore intestinale potrebbe avere dei vantaggi nel mangiare la frutta lontano dai pasti. Sempre sfogliando le linee guida è possibile trovare la risposta ad altri dubbi più o meno leciti: è vero che un succo di frutta può sostituire la frutta fresca? Ovviamente no, dal punto di vista nutrizionale un succo, anche se puro al 100%, perde parte dei nutrienti presenti nella frutta fresca. Un consiglio che è valido per ogni alimento: se è possibile scegliere tra un prodotto fresco e uno lavorato, **scegliere sempre quello fresco.** Anche la paura dei pesticidi sulla buccia è in parte pura fantasia: i prodotti usati sugli alimenti hanno una durata limitata e hanno perso efficacia quando raggiungono le nostre tavole. Basterà lavare la frutta con acqua per abbattere del 99% la presenza di sostanze e garantirsi invece il vantaggio nutrizionale della buccia: fibre, vitamine e antiossidanti. Altro equivoco è legato ai frutti di stagione: consumare prodotti importati non ha un impatto sul valore nutrizionale, non sono meno *buoni*, ma solo più costosi e meno adatti alle esigenze del nostro corpo in quel determinato periodo dell'anno.

Lo sapevi che?

La frutta secca a guscio non è identica alla frutta essiccata. La prima rappresenta il seme quindi contiene energia, proteine, acidi grassi insaturi, fibra, minerali, mentre la frutta essiccata è ad altissimo contenuto di zuccheri e non contiene grassi buoni.

E l'indice glicemico della frutta? Abbiamo già visto che osservare questo parametro senza inquadrarlo in una prospettiva più ampia può essere fuorviante. Allora consideriamo prima due aspetti: **la frutta è un contenitore di palline gialle, acqua fibra vitamine e sali minerali.** È un pieno di carboidrati in quanto gli altri nutrienti o non sono praticamente presenti, vedi i grassi, o lo sono comunque in percentuale davvero minore. Quindi la frutta è composta principalmente da saccarosio, fruttosio e glucosio, solo la percentuale di uno zucchero o di un altro fa variare l'indice glicemico. Passiamo dai datteri (IG 103) alla banana (IG 52) fino alle ciliege (IG 22), quindi un'elevata variabilità che come abbiamo già visto non ci deve indurre in errore. Non esiste una frutta che fa ingrassare, che faccia male, che vada evitata. La frutta va mangiata, sempre. Fa parte di una scelta alimentare sana ed equilibrata. Come non deve ingannarci un valore medio-alto come quello di banane e anguria, non dobbiamo lasciarci ingannare dalla frutta secca, che nonostante un IG molto basso e che non supera mai il 20, in realtà ha un elevatissimo apporto calorico. Infatti, se bene ricordi abbiamo sempre detto che sono le calorie a fornirci indicazioni su quanta energia un alimento ci fornisce: un apporto calorico molto elevato ci può mettere in allarme e ricordarci di non esagerare.

Kcal / 100 g	Classificazione	Tipo di frutto
40	Normocalorica	Mela e pera
70	Ipercalorica	Banana, uva, mandarino
250	Supercalorica	Datteri
360	Extracalorica	Cocco

In tabella un piccolo elenco degli apporti calorici di alcune categorie. Se proprio dobbiamo scegliere cosa mangiare, quale frutto abbinare ai nostri pasti, ha senso osservare solo questo tipo di informazioni: abbineremo frutta scarsamente calorica quando i nostri pasti sono già al limite del fabbisogno e potremo concederci frutta più calorica come spuntino. Possiamo scegliere di inserire una mela in più, ma andando a ridurre pasta o altri cibi gialli perché la quota calorica a pasto deve essere rispettata per ogni colore. Se aggiungo carboidrati tramite la frutta dovrò togliere i carboidrati da un altro alimento. E ricorda: la frutta fa bene, ma non bisogna superare i 400/450 grammi al giorno.

Lo sapevi che?

Centrifughe ed estratti presentano anche 70 Kcal per 100 g, totalmente privi di fibre. Quindi sono composti esclusivamente da acqua e zuccheri.

Gli zuccheri

Più volte parlando di carboidrati abbiamo citato gli zuccheri. In effetti gli zuccheri sono l'unità di misura dei carboidrati: lo zucchero da tavola (il saccarosio) è al 100% carboidrati, sia che si tratti di canna sia che si parli di barbabietola. Per ogni 100 grammi di zucchero siamo di fronte a 400 Kcal. Ragionare in termini di zucchero ci può aiutare a capire l'impatto dei carboidrati sul nostro organismo, in quanto ogni particella gialla sarà zucchero nel sangue. Il glucosio altro non è che uno dei carboidrati semplici presenti in natura ed è quello che il nostro corpo ha scelto e che può metabolizzare al meglio.

Tipo di zucchero	Indice glicemico
Glucosio	100
Fruttosio	20
Saccarosio	80

La tabella riporta l'indice glicemico ed è il motivo per il quale molti scelgono di zuccherare i propri cibi con il fruttosio. Errore che si basa proprio sull'errata concezione che un indice glicemico più basso sia sinonimo di prodotto più sano. In realtà il fruttosio in quantità elevate, che possono arrivare dalla dolcificazione del caffè, dei dolci laddove venga inserito o dalla frutta nel quale è naturalmente presente, può provocare problemi al fegato. Infatti sebbene sia a lento rilascio deve essere metabolizzato dal fegato, ma è assente qualsiasi antagonista a esso nel nostro corpo: ovvero se per il glucosio abbiamo l'insulina, per il fruttosio siamo sprovvisti di alcun controllo. Alla lunga utilizzare fruttosio in dosi eccessive può portarci ad aumentare l'adipe addominale e affaticare il fegato. Un consiglio? Non zuccherare il caffè, amaro è anche più buono. A parte gli scherzi, se proprio non riusciamo a farne a meno, lasciando da parte i dolcificanti artificiali, la natura offre delle ottime alternative.

Tipologia	**Kcal per 100 g**	**Indice Glicemico**
Zucchero di cocco	400	20
Miele	300	Tra 20 e 50
Eritritolo	0	0
Stevia	0	0

A occhio osserviamo subito che **eritritolo** e **stevia** potrebbero essere davvero l'alternativa ideale, non apportando alcuna aggiunta di calorie alla nostra alimentazione. Ci sono dei però da tenere in conto. La stevia ha un gusto davvero particolare e potrebbe non piacere a tutti, quindi andrebbe provata prima di preparare qualche dolce: vorrei evitarti brutte sorprese. Allo stesso modo i polioli vanno consumati con attenzione poiché la maggior parte, a lungo andare, tendono a provocare un effetto lassativo al nostro organismo, che non è proprio il massimo. Una tipologia di questi, chiamata **eritritolo**, naturale al

100%, non presenta invece alcun effetto indesiderato e lo consiglio come sostituto dello zucchero. Dolcifica leggermente di meno, quindi dovreste considerare circa 120 grammi di eritritolo per 100 grammi di zucchero normale. Il nome ricorda un prodotto artificiale, ma in realtà l'eritritolo deriva dalla fermentazione degli zuccheri della frutta. Non viene assimilato dal corpo, si avvicina moltissimo allo zucchero da cucina per consistenza e gusto, tutte caratteristiche che lo rendono perfetto per qualsiasi alimentazione. Provare per credere.

Lo sapevi che?

Spesso si evita di assumere alcool sostituendo una birra o un bicchiere di vino con una bevanda gasata. Se lo si fa per una questione di gusto, nulla in contrario, purché si sia consapevoli dell'apporto calorico. La birra comporta circa 80 Kcal a bicchiere e il vino circa 120, ma aumentano all'aumentare della gradazione alcolica. Una bevanda gasata invece ne apporta di più a lattina con una grande concentrazione di zuccheri, anidride carbonica e ingredienti artificiali. Sostituire un bicchiere di vino con una Sprite non è più salutare, anzi.

Il gelato

Dopo aver parlato di zuccheri non possiamo non dedicare qualche parola anche ai gelati, pericolo numero uno di ogni dieta. Ma è davvero così? In realtà no, ancora una volta: non ci sono alimenti che fanno ingrassare per definizione. Tutto dipende dalle dosi. Sicuramente non bisognerebbe mai sedersi sul divano e ingurgitare chili di gelato abbinando una botta di zuccheri a uno stile di vita sedentario. Questo dovrebbe essere piuttosto chiaro. Ma allora quale gelato preferire? Meglio quello alla frutta o alle creme? Meglio quello confezionato o quello artigianale? Uno step alla volta. Facciamo un duplice ragionamento: **calorico e nutrizionale**. Dal primo punto di vista i gelati meno calorici sono i sorbetti, seguiti poi dai gelati alla frutta e infine dalle creme. Passiamo dalle 100 Kcal alle circa 150 Kcal per 100 g per le creme tradizionali e anche 300/350 Kcal per 100 g per le creme di ultima generazione con l'aggiunta di snack, coloranti e chi più ne ha più ne metta. Ma allora è meglio mangiare un sorbetto? Insomma, non direi. La variazione calorica è davvero limitata tra un gelato e l'altro nella giusta dose, quel che cambia è l'apporto nutrizionale: i sorbetti sono solo acqua e zucchero, i gelati invece contengono comunque una parte di latte e uova, il che significa proteine, e contengono panna, ovvero grassi. Ancora una volta sarebbe preferibile scegliere un alimento quanto più vario possibile ed evitare di ingerire solo palline gialle su palline gialle. Ricordi? Fornire tutti i colori durante ogni pasto. Allora un gelato alla crema, con carboidrati, grassi e proteine potrebbe essere la soluzione migliore. Non c'è una grande variazione calorica purché ci si dosi: mangiare una vaschetta di gelato non fa bene, qualunque sia il gusto. Non finisce qui. In linea generale è sempre meglio un prodotto artigianale rispetto a quello industriale, solo se quello artigianale è di ottima qualità e non presenta ingredienti artificiali. E tra la cialda e la coppetta? Non cambia molto, vi state concedendo un premio e non saranno le 30 Kcal del cono a cambiare le carte in tavola. Se scegliete il cono cialda ripiena di nutella e ricoperta di panna, il gelato arriva anche a 800 Kcal, le stesse di una pizza. Usate moderazione. Un cono medio alle creme può raggiungere circa 450/500 Kcal e può sostituire una tantum un pranzo, mentre una coppetta piccola da 200 Kcal circa può essere scelta come spuntino.

Anche nella scelta del **cioccolato** bisognerebbe fare un distinguo: il cioccolato ha mediamente 550 Kcal/100 g ed è composto per un 80% da grassi, ma non tutto il cioccolato è uguale. Se parliamo di quello al latte ritroviamo anche una piccola dose di proteine e zuccheri che non fa variare di troppo l'apporto calorico. Per quello fondente, invece, passare dal cioccolato classico a quello extrafondente significa aumentare il contenuto di grassi. Più grassi, più calorie. Stesso discorso per il cioccolato bianco che invece è una bomba di burro di cacao e zuccheri: in pratica è come frullare il Labello con lo zucchero. Vista così diventa davvero poco invitante. Però, attenzione, il cioccolato in qualsiasi forma non è un alimento da integrare sempre nella propria alimentazione: il dosaggio deve essere modesto, parliamo di circa 10/15 grammi, e a questo punto la tipologia diventa una questione di gusto. Non starei a guardare nel dettaglio le calorie, ma penserei a soddisfare la voglia di dolce. Con moderazione, ovviamente.

Lo sapevi che?

"Mangio cioccolato perché è ricco di antiossidanti". Attenzione. Una dieta equilibrata considera in media 10/15 g di cioccolato al giorno e con un dosaggio così limitato l'apporto di antiossidanti è ridotto. Ha più senso mangiare della frutta o verdura se si vuole avere un effetto terapeutico. Piuttosto il cioccolato lasciamo che sia uno sfizio.

Pasta e riso

Povera pasta, al centro delle nostre abitudini alimentari e di studi contrastanti: fa ingrassare, non fa ingrassare, è sconsigliata a cena, è ottima a cena. Sulla pasta si sente di tutto e di più e la maggior parte delle opinioni nascono dal falso mito che i carboidrati facciano ingrassare: non esiste un nutriente peggiore dell'altro, ma tutto dipende dalle quantità. L'apporto calorico di un piatto di pasta varierà in relazione alla presenza di un sugo più o meno grasso, di verdura, di legumi, di carne o di molluschi. Una carbonara non vale uno spaghetto con le vongole. Il bilancio calorico dei due piatti e la composizione nutrizionale saranno differenti. L'altro grosso problema della pasta è la sua **capacità di saziarci**: non è tanto elevata e migliora soltanto se scegliamo un prodotto integrale, perché più ricco di fibre. Mangiare le calorie giuste per il pasto ma inserendo solo pasta con un condimento come olio e parmigiano o semplice sugo di pomodoro significa ritrovarsi con un senso di fame dopo poche ore, che potrebbe spingerci a spuntini più o meno salutari e calorici: per questo motivo creare un piatto unico e bilanciato, con aggiunta di verdure, grassi e proteine, come può esserlo la pasta al pesto con gamberi e zucchine, ti aiuta ad aumentare il volume del piatto e sentirti più appagato. Non mi dilungherò perché potrai trovare le informazioni nutrizionali nei prossimi paragrafi o direttamente sulle tabelle CREA. Quello che mi interessa in questa fase è cancellare ogni dubbio. La pasta, così come il gelato, non è di certo un alimento da eliminare.

Lo sapevi che?

Tra la focaccia e la pizza rossa paradossalmente la prima è più calorica a causa dell'eccessivo olio utilizzato per realizzarla. Ancora una volta è il condimento a fare la differenza.

Digiuno, assimilazione e allenamento

Ci sarebbero pagine e pagine da dedicare all'argomento, al digiuno selettivo, alle diete a basso contenuto di carboidrati, agli allenamenti combinati con diete più o meno rigide e selettive. Per parlarne però sarebbero necessari approfondimenti che in questa fase credo non sia opportuno fare: rischieremmo di infilarci in argomenti molto complessi, forse anche troppo per quello che è l'obiettivo del libro. È possibile ritrovare sulle Linee Guida moltissime indicazioni a riguardo; ti rimando a una lettura più approfondita nel caso in cui sia interessato all'argomento. Concentriamoci su alcuni aspetti che abbiamo già trattato. Il corpo ha bisogno di energia, brucia in base all'attività che compie e maggiore è il nostro peso, maggiore è il consumo energetico. Questa frase vi stupisce? Non dovrebbe. Immaginiamo ancora un'automobile: auto più pesanti hanno bisogno di motori più performanti, che consumano di più rispetto a quelli delle utilitarie. Ci vuole più energia per muovere un elefante rispetto a una formica. Così anche per il nostro corpo. Tanto più siamo vicini al normopeso tanto meno bruceremo energia. Per questa ragione è più facile perdere i primi chili, mentre man mano che ci avviciniamo al peso forma e dopo aver stressato il corpo per alcuni mesi incontreremo una sorta di assestamento. A cosa è dovuto? In realtà ad alcune cause che agiscono contemporaneamente: in primo luogo il corpo si mette in allerta. Se forniamo costantemente meno energia di quella che consumiamo, quindi siamo in deficit energetico, il corpo intacca le sue riserve finché non scatta l'allarme: qualcosa non sta funzionando, si accorge del cambio di stile di vita e deve resettarsi. Per alcune settimane non perderemo peso nonostante l'allenamento.

Approfondiremo l'argomento quando parleremo dei grassi, ma c'è un aspetto di questo discorso da sottolineare: **il corpo ha memoria** e può far scattare un allarme quando bruciamo molto e a lungo o quando non gli forniamo zuccheri. Digiunare per lunghi periodi o eliminare i carboidrati dall'alimentazione suggeriscono all'organismo di ridurre al minimo il consumo energetico: il metabolismo rallenta, come quando un computer inserisce la modalità di risparmio energetico. Abbiamo poca energia e il corpo cerca di risparmiarne quanta più possibile. Il rallentamento del metabolismo è controproducente, anzi rischia di esporci a ***variazioni*** di assimilazione quando riprenderemo un'alimentazione normale: risentiremo di gonfiore perché il corpo si è disabituato ai carboidrati e avremo accumulo di zuccheri perché il corpo, memore del digiuno o della privazione di carboidrati, li mette da parte in previsione di un nuovo periodo di crisi. Comportamenti simili sono molto meno utili di **un'alimentazione equilibrata**: per gestire al meglio i carboidrati è consigliabile rientrare nel dosaggio quotidiano, senza eccedere nell'apporto calorico. Le scelte drastiche non sono mai una soluzione a lungo termine, mentre con *Bilanciamo* noi vogliamo risolvere una volta per tutte l'argomento alimentazione ed eventuali problemi di peso.

Elenco dei carboidrati secondo la classificazione bilanciamo

Tiriamo un sospiro di sollievo, la parte teorica sui carboidrati è finita. Adesso rimane un ultimo step prima di poter compilare la nostra scheda settimanale. Non dobbiamo mai dimenticare l'obiettivo: conoscere il cibo per poter organizzare la nostra alimentazione. In questo capitolo mi è capitato spesso di fornirti indicazioni riguardo alle calorie dei singoli alimenti, ma ti può aiutare avere a disposizione uno schema riassuntivo e avere dei valori arrotondati utili a favorire la memorizzazione senza andare a centellinare le calorie al millesimo, perché non serve a creare una normalità. Utilizzalo per completare le schede sui cibi gialli che dovresti aver già compilato e insieme, avendo una panoramica completa sui carboidrati, potremo occuparci della scheda settimanale. Iniziamo con alcuni dei **carboidrati semplici** più diffusi.

Carboidrati semplici	**Contenuto Kcal per 100 g**
Zucchero bianco o di canna	400 Kcal
Zucchero di cocco	400 Kcal
Fruttosio	400 Kcal
Miele	300 Kcal
Edulcoranti	0
Xilitolo	260 Kcal
Eritritolo e Stevia	0
Frutta normocalorica	40 Kcal
Frutta ipercalorica	70 Kcal
Frutta essicata	Circa 300 Kcal
Marmellata	Tra le 160 e le 250 Kcal, controllare sempre le etichette
Verdure	In media 20 Kcal
Dolci e biscotti	Circa 450 Kcal e dipende dal contenuto di grassi, controllare sempre le etichette
Cioccolato	Circa 550 Kcal

La stessa tabella te la fornisco anche per i **carboidrati complessi** più comuni, ma potrai trovare tutte le altre informazioni sulle schede CREA.

Carboidrati Complessi	**Valore calorico per 100 grammi**
Cereali (pasta, riso, orzo, farro, kamut, grano saraceno, quinoa, miglio, mais, etc.)	Circa 350 Kcal, variamoli sempre tra pranzo e cena

Pane bianco	300 Kcal
Pane integrale	250 Kcal
Pane di segale	200 Kcal
Pane azzimo	400 Kcal
Pasta all'uovo fresca	280 Kcal (non aumenta il suo volume)
Pasta all'uovo secca	370 Kcal (triplica il volume)
Pasta e gnocchi acqua e farina freschi	280 Kcal
Gnocchi di patate	150 Kcal
Patate	80 Kcal
Patate viola e americane	110 Kcal (indicate per diabetici, IG basso)
Mais cotto	100 Kcal
Pizza bianca	300 Kcal
Pizza rossa	250 Kcal
Margherita media	850 Kcal complessivi
Tortellini freschi	300 Kcal
Tortellini secchi	360 Kcal
Pasta ripiena	Osservare le confezioni
Gallette, piadine, tortille	Osservare le confezioni, mediamente 360 Kcal
Legumi secchi	In media 330 Kcal
Legumi cotti	Tra le 70 Kcal dei piselli e le 130 Kcal della soia

Con tutti questi dati, con le schede che hai già compilato, con queste tabelle e con gli schemi CREA hai tutte le informazioni per iniziare a organizzare la tua alimentazione.

Scheda settimanale con carboidrati

Hai scelto le tue pietanze gialle preferite? Hai variato gli alimenti? Hai tenuto conto dello schema fatto in precedenza? Se hai tutto a portata di mano puoi costruire uno schema dal lunedì al venerdì considerando i due pasti principali: pranzo e cena. Ricorda che nel cibo giallo rientra anche una porzione di verdura da 200/250 g (peso crudo) a pasto. Imposta il tuo schema seguendo quello realizzato da Sara: tutti i numeri sono calcolati in relazione alle esigenze del singolo soggetto. I tuoi e quelli di Sara non necessariamente devono coincidere, copiare potrebbe essere inutile. Osserva la tabella già compilata e usala solo come parametro di confronto.

	Lunedì			Martedì			Mercoledì		
	alimento	grammi	Kcal	alimento	grammi	Kcal	alimento	grammi	Kcal
Pranzo	Pane integrale	100	250	Patate	300	240	Gallette con mela	40 + 200	150 + 100
	Zucchine	200	40	Fagiolini	200	40	Insalata mista	200	40
Totale pranzo			290			300			290

Cena	Riso venere	70	240	Pasta di farro	70	250	Gnocchi	180	250
	Verdure miste	40	40	Pomodori	200	40	Funghi	200	40
Totale cena			280			290			290
Totale pranzo e cena			570			590			580

	Giovedì			Venerdì		
	alimento	grammi	Kcal	alimento	grammi	Kcal
Pranzo	Quinoa			Orzo		
	Zucca			Cavolfiore		
Totale pranzo						
Cena	Pasta di legumi			Pasta e fagioli		
	Pomodori			Insalata		
Totale cena						
Totale pranzo e cena						

Avevamo suddiviso il fabbisogno energetico giornaliero nei vari pasti: nell'esempio di Sara erano 1800 Kcal con 600 a pranzo, 600 a cena e le restanti suddivise tra colazione e spuntino. Puoi notare che lo schema di Sara è completo dei grammi e delle calorie soltanto fino al mercoledì. Come esercizio prova a compilare anche gli altri due giorni della settimana e poi riproduci lo stesso **schema giallo** con i valori relativi al tuo caso specifico. Questo è il primo gradino, poi aggiungeremo il rosso delle proteine e il verde dei grassi. Colazione e spuntino? Li inseriremo una volta compreso il valore dei grammi proteici, ma non avere fretta. Procediamo un colore e un argomento alla volta. Completa questa tabella, poi costruisci quella su misura per te in due semplici step.

1. Scegli i tuoi alimenti gialli dal lunedì al venerdì per il pranzo e per la cena, varia il più possibile la tipologia di cereali;

2. In base alle calorie che devi raggiungere a pasto, calcola i grammi di alimento che corrispondono al 50% dell'apporto totale escluse le 50 Kcal delle verdure;

Hai 500 Kcal, allora 200 Kcal di alimento giallo e 50 Kcal di verdure.
Hai 700 Kcal, allora 300 Kcal di alimento giallo e 50 Kcal di verdure.
Hai 800 Kcal, allora 350 Kcal di alimento giallo e 50 Kcal di verdure.
Per qualsiasi dubbio confrontati con quanto ha già fatto Sara.

Lo sapevi che?

Le patate non possono essere considerate delle verdure, quindi un piatto di pasta e patate non può sostituire una porzione di zucchine, pomodori, carote o altro. Le patate sono tuberi.

CAPITOLO 5

GRASSI

Fanno bene, fanno male

Purtroppo i grassi non godono di una buona fama e questo è dovuto all'associazione immediata tra il loro nome e il concetto di *ingrassare*. Questa cattiva nomea non è assolutamente meritata e, come per gli altri nutrienti, anche i grassi sono necessari in un'alimentazione equilibrata. Quindi, nonostante sia pratica comune chiamarli *buoni* o *cattivi*, non esiste una differenziazione così netta: abbiamo bisogno di entrambi, come sempre nel giusto dosaggio.

I grassi sono molto diffusi e li ritroviamo sia in forma animale sia vegetale, sia in forma solida sia in forma liquida e una prima differenziazione importante è legata ai grassi *visibili* e quelli *non visibili*. È una distinzione importante perché svela che in quasi tutti gli alimenti sono nascoste tracce di grassi anche se in percentuali diverse. Burro, margarina, olio sono le forme di grasso più visibili, ma ne ritroviamo tracce anche nei legumi, nelle uova, nel cocco, nell'avocado, negli insaccati, nella carne. La maggiore o minore presenza di grasso ci aiuterà a determinare il colore dell'alimento: in questo caso useremo il **verde**. Ma di quanti grassi abbiamo bisogno al giorno? Ancora una volta questo valore varia in relazione al quantitativo di calorie giornaliere, ma segue anche un altro parametro: **l'età**. Infatti nei primi mesi di vita i grassi possono raggiungere anche il 40%, percentuale che diminuisce con l'adolescenza e l'età adulta assestandosi attorno al 25/35%. Come sempre però non è soltanto una valutazione quantitativa: è importante considerare la qualità dei grassi, e qui incontriamo la definizione spesso ambigua di grassi *buoni* o *cattivi*. Sarebbe più corretto parlare di grassi **saturi** e **insaturi**, ricordandosi che i primi non dovrebbero superare circa il 10% del fabbisogno giornaliero di calorie_**ma non sono cattivi per definizione**.

Lo sapevi che?

Il colesterolo appartiene ai grassi, ma non deriva solo dagli alimenti: l'80% viene prodotto dal fegato perché, nelle giuste quantità, svolge importanti funzioni ed è parte delle membrane cellulari. Un'alimentazione che mantenga livelli di colesterolo alimentare inferiori a 300mg quotidiani, da indicazione LARN, non esclude nessun alimento, ma per alcuni limita solo la frequenza e le porzioni.

Abbiamo bisogno di grassi, ma ben distribuiti tra saturi, insaturi e acidi grassi. La quantità di polinsaturi richiesti dall'organismo fino ai due anni d'età, o durante gravidanza e allattamento, aumenta visibilmente: questo perché i grassi non devono essere immaginati esclusivamente come riserva energetica. Svolgono anche un'importante funzione di equilibratori ormonali.

Funzione e natura

I grassi vengono accusati di essere i responsabili di obesità e malattie cardiovascolari, ma è un'accusa incompleta: un quantitativo eccessivo di grassi, un'alimentazione poco equilibrata, queste sono le cause reali. Etichettare i grassi come pericolosi significa sottovalutarne le importanti proprietà nutrizionali: scendere al di sotto dei valori minimi consigliati per periodi prolungati rischia di avere ripercussioni negative sulla salute. Sgonfiare eccessivamente le cellule adipose non ha nessun risvolto positivo. **Il nostro corpo ha bisogno di equilibrio**, non si può pensare di eliminare o introdurre nutrienti in modo arbitrario. Troppi grassi fanno male, pochi grassi fanno male, come accade anche con carboidrati e proteine. Quando si parla di grassi bisogna ricordare che la loro funzione primaria è quella di fornire scorte d'energia grazie a un rapporto **9 Kcal per grammo**, più del doppio degli altri due nutrienti, e per questo motivo i grassi vengono utilizzati a riposo e durante attività di intensità medio bassa. Sempre per la stessa ragione, al contrario dei carboidrati, le cui scorte non possono superare i 400/500 grammi, le riserve di grassi sono praticamente illimitate e assicurano un apporto costante di energia anche in condizioni di digiuno prolungato. Sono il nostro salvagente, utile in caso di necessità: il corpo è programmato per sopravvivere, il suo obiettivo è salvaguardare se stesso e non può essere privato della sua scorta di sicurezza senza provocare effetti negativi. I grassi sono anche importanti nel **metabolismo cellulare**, infatti forniscono fluidità e permeabilità alle membrane, garantendo le funzioni principali delle cellule. Sempre legata alla funzione molecolare i grassi, principalmente i fosfolipidi, svolgono una **funzione antiossidant**e che protegge il nostro corpo dall'aggressione dei radicali liberi: una difesa contro le malattie degenerative, dall'invecchiamento ad alcune forme tumorali. Anche se spesso si sente dire che i grassi sono nemici del cuore, in realtà non è così: nel giusto dosaggio, e specialmente gli acidi grassi polinsaturi, svolgono **funzioni regolatrici del sistema cardiovascolare**, dalla coagulazione del sangue all'incremento del sistema immunitario. Questo a dimostrazione che non bisognerebbe mai fidarsi ciecamente di quel che si ascolta in giro o sul web. In più i grassi sono alleati di una famiglia di vitamine, quelle liposolubili, e forniscono un servizio di trasporto gratuito nel nostro corpo: alcuni studi hanno dimostrato che abbiamo bisogno di almeno 20 grammi di grassi al giorno solo per trasportare le vitamine. Ma non finisce qui: ai grassi dobbiamo riconoscere anche alcune **funzioni di tipo protettivo ed estetico**. Infatti **si occupano di proteggere i nervi e regolano l'umore, ci proteggono anche da urti e contusioni**: uno strato di grasso ricopre articolazioni e organi vitali, come cuore e cervello. Ai grassi dobbiamo anche le naturali caratteristiche di morbidezza, flessibilità ed elasticità della pelle e **l'isolamento termico** che ci protegge dalle basse temperature. Tutte queste proprietà sono più o meno note, ma quella che spesso viene trascurata è la capacità dei grassi di **regolare la produzione ormonale**. Il colesterolo, nonostante la sua cattiva reputazione, produce ormoni sia maschili che femminili: non a caso nelle donne un'eccessiva riduzione del grasso (al di sotto del 10-12%) è generalmente correlata a dismennorea, amenorrea, menarca ritardato, e a problemi di natura ossea. Scendere al di sotto delle dosi consigliate provoca infatti disturbi ormonali, così come superarle ci fa accumulare grasso e mettere su peso. Non dimentichiamoci che i grassi forniscono anche sapore ai cibi. Mangiare deve essere un piacere, bisogna soddisfare l'occhio e la bocca, in modo da prolungare il senso di sazietà. In questo i grassi svolgono un ruolo di primo piano. Hanno infatti un elevato potere saziante, grazie a una digestione che dura in media dalle 3 alle 5 ore. Ancora una volta l'equilibrio è fondamentale, palline gialle, verdi e rosse. Non si possono ignorare tutte le funzioni positive che i grassi svolgono: imparare anche a chiamare i nutrienti con il giusto nome, senza cadere nella trappola e nella contrapposizione di *buoni* e *cattivi*, ci può aiutare. Non esistono alimenti buoni, che facciano dimagrire, non esistono cibi cattivi, che facciano ingrassare.

GRASSI

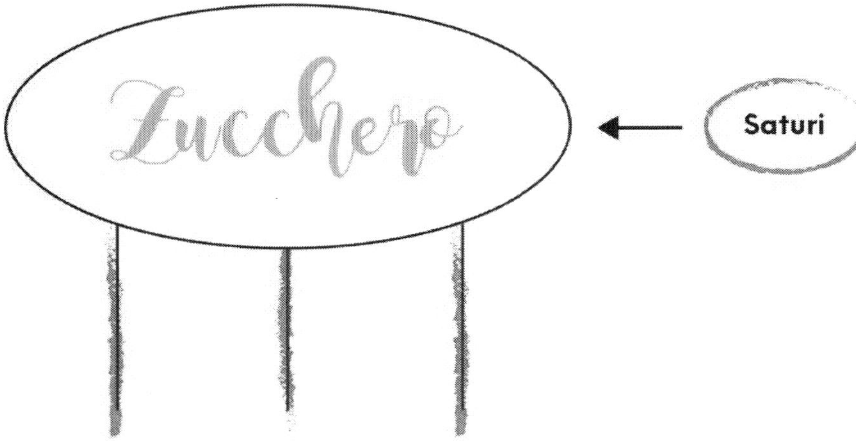

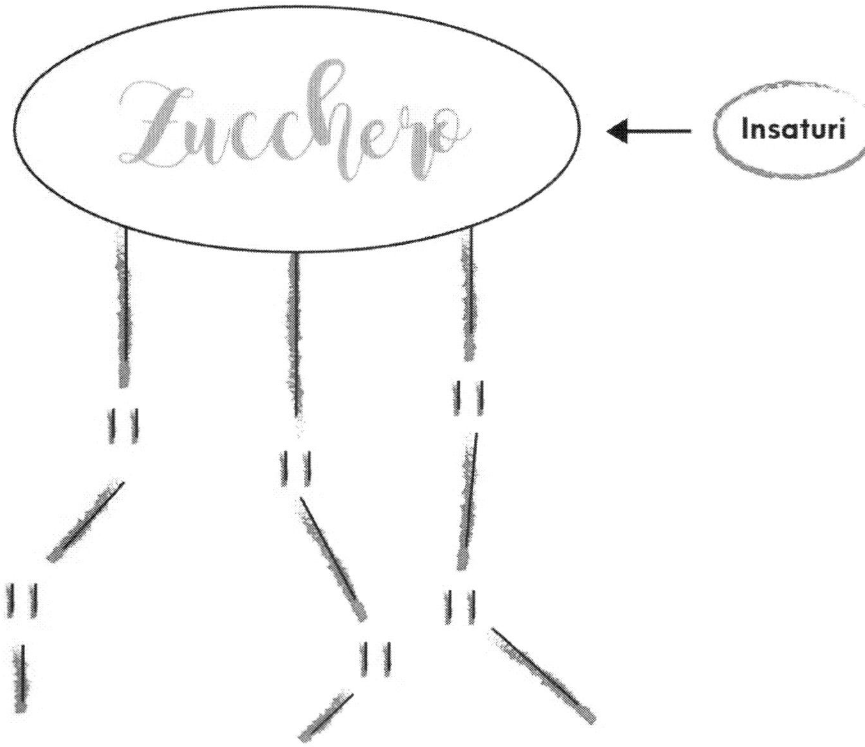

Lo sapevi che?

In cucina possiamo moderare l'uso di grassi grazie alla cottura al vapore, al cartoccio o al microonde. Ottimo alleato è l'olio d'oliva, da preferire ai grassi di origine animale, come il burro. Inoltre utilizzare i grassi a crudo piuttosto che cotti è una scelta saggia. Non dimenticare che anche i formaggi contengono una percentuale di grassi, controlla sempre la tabella ingredienti e tienine conto nella tua alimentazione. Il grasso è ovunque, anche dove meno te lo aspetti, **per questo i condimenti vanno dosati senza eccedere.**

Saturi e insaturi

Può sembrare un dettaglio di poco conto, ma imparare a dare il giusto nome alle cose rende tutto più chiaro. Invece di parlare di *grassi buoni e cattivi* bisogna distinguerli in saturi e insaturi. Due famiglie diverse sia per forma sia per origine. Solitamente infatti i **grassi saturi** sono di origine animale e si presentano in forma solida: abbondano nella carne, negli insaccati, nella panna, nei formaggi e nel burro. È sbagliato pensare che siano tutti **visibili** poiché non sono rappresentati solo dal grasso del prosciutto, molto evidente, ma anche nel filetto di bovino in forma **non visibile.** Errato anche pensare che siano tutti di origine animale, perché in realtà sono presenti anche nell'olio di palma e nell'olio di cocco. Se è vero che il consiglio alimentare è quello di non superare mai il 10% di contenuto calorico fornito dai grassi saturi, è bene ricordare che non tutti sono uguali: solo alcuni di questi influiscono negativamente sulla nostra salute, e parliamo ad esempio di acido laurico e miristico. Ma attenzione: quando diciamo che l'acido palmitico – sì, quello che ritroviamo nel demonizzato olio di palma – è dannoso, stiamo sottintendendo che è dannoso *in quantità eccessive.* Infatti proprio l'acido palmitico è il primo acido grasso che il nostro corpo impara a creare da solo, quindi in piccole dosi è assolutamente **innocuo**. Perché allora si legge sempre che i grassi saturi sono pericolosi? Per generalizzazione, ma noi abbiamo imparato che generalizzare non è mai una soluzione: conoscere è il segreto di un'alimentazione bilanciata. Dobbiamo controllare allora nel dettaglio se l'alimento contiene grassi saturi *buoni* o *cattivi?* Per praticità no. Gli altri acidi grassi formalmente pericolosi rappresentano % davvero minime ed è per questo che poi si sintetizza e si tiene il limite di 10% per tutti i grassi saturi, senza fare alcuna distinzione. Praticità di calcolo e ragionamento, non realtà biologico-scientifica.

Diversa è invece la natura dei grassi **insaturi**, tipicamente vegetali e liquidi: un esempio è l'olio d'oliva, e gli oli di ogni tipo, frutta secca a guscio, ma anche latte, olio di pesce e pescato in generale contengono grassi insaturi. Infatti, è sbagliato associare i grassi saturi a quelli animali e gli insaturi a quelli vegetali. Un'altra differenza per quanto riguarda gli insaturi è quella di dividersi a loro volta in diverse famiglie: monoinsaturi e polinsaturi. I **monoinsaturi** sono presenti principalmente nell'olio, ma anche nel latte e nei suoi derivati come i formaggi, mentre i **polinsaturi** sono quelli che ritroviamo principalmente nel pesce e nella frutta secca. Una delle famiglie più famose di grassi polinsaturi è quella degli omega3, presente ad esempio nel pesce, mentre la famiglia degli omega6, anche questa molto conosciuta, è presente nell'olio di mais e girasole e nella frutta secca. Gli omega, 3, 6 e 9, vengono chiamati anche acidi grassi essenziali perché il nostro corpo non può riprodurli e deve assumerli sempre attraverso gli alimenti. Se ben ricordi avevamo già sottolineato questo aspetto: alimenti ricchi di nutrienti essenziali sono cibi ad alto valore nutrizionale e fondamentali nella nostra alimentazione.

I grassi del latte e della carne

Prima di fare confusione è importante fare una breve precisazione. Quando parliamo di latte, compresi i suoi derivati, e della carne, ci muoviamo su un terreno minato: non è semplice e immediato attribuire il colore giusto, proteine o grassi? Diciamolo subito, non esiste una risposta sempre valida. Sia che parliamo dei latticini sia che parliamo della carne l'apporto calorico è diviso tra i due nutrienti: tanto più l'alimento è magro, tanto più è elevata la quota proteica e bassa quella grassa, ovviamente al contrario, con un cibo grasso, che sia un formaggio o una salsiccia, le percentuali si capovolgono. Nel preparare il vostro piano settimanale dovete tener conto di questo aspetto: **se scegliete un taglio di carne magro consideratelo rosso proteina**, scegliete invece un formaggio più grasso? Dovete colorarlo verde grasso. Vale ancora il discorso fatto all'inizio del libro: negli alimenti sono presenti più nutrienti, per attribuire il colore giusto dobbiamo valutare l'impatto calorico. In questa fase del libro dedicherò comunque una riflessione sui grassi di carne e latte, ma quando andremo a costruire la tabella non li considereremo come cibi grassi: durante la settimana prediligo la scelta di tagli magri e di formaggi freschi **come fonte proteica**. Una precisazione che era necessaria, non volevo che passasse un messaggio sbagliato, perché di grassi nella carne e nel latte ce ne sono eccome.

A questo punto chiariamo anche che sia nel latte sia nella carne vi è una buona presenza di grassi saturi, ma non si tratta della stessa tipologia. Quelli presenti nel **latte** sono frutto dell'attività secretiva degli animali e vengono aggrediti da un enzima chiamato lipasi: questo enzima trasforma i trigliceridi in acidi grassi e glicerolo. Al contrario, quelli della **carne**, nonostante la varietà dovuta al tipo di animale e all'età dello stesso, si presentano sempre composti in maggior parte da **trigliceridi**. Una differenza importante, perché i trigliceridi in eccesso sono responsabili di tutti i rischi cardiovascolari. L'assunzione di carne, qualunque essa sia, dovrebbe essere sempre limitata alle dosi indicate dalle linee guida, andando a scegliere tagli più magri nei quali l'apporto calorico è dato principalmente dalle proteine e tenere quelle più grasse per momenti di festa.

Lo sapevi che?

Non esistono le ossa grosse e la distribuzione del grasso è legata al patrimonio genetico. La quantità di grasso, invece, è proporzionale al tipo di alimentazione: la fascia d'età 0-20 anni è quella in cui si è più esposti al rischio obesità. Per questo motivo è importante scegliere uno stile di vita sano, che comprenda attività fisica, già dai primi anni d'età. Abituare fin da subito il corpo a una vita bilanciata.

Cellule adipose ed età

Non tutto il grasso è uguale e il legame con le varie fasi della nostra vita è estremamente importante. Il nostro corpo infatti nasce con le prime cellule di grasso già sviluppate, riserva energetica per poter impattare con il mondo, che è più freddo e stancante del pancione della mamma. Con il passare dell'età le cellule adipose possono aumentare di volume, possono crearsene di nuove o cambiare natura. Infatti, come non tutti i grassi sono uguali, anche le cellule non lo sono: parliamo di grasso bianco, grasso beige e grasso marrone. Vediamoli più da vicino.

Il grasso bianco rappresenta la quota maggiore nel nostro corpo una volta diventati adulti. Sono cellule composte quasi totalmente da grasso, mentre il nucleo della cellula, acqua e tutti gli altri organuli sono relegati in un angolo. Il grasso bianco è quello che normalmente svolge la funzione di accumulatore energetico e viene intaccato ogni qualvolta ci ritroviamo ad aumentare il dispendio calorico, come durante l'esercizio fisico.

Al contrario **il grasso bruno** è molto presente nei neonati e diminuisce con l'età. Anche la sua struttura è molto diversa da quella del grasso bianco perché si presenta più simile a una cellula normale con gli organuli e il nucleo al centro. La cellula può svolgere le sue funzioni e non è circondata da un'unica sacca di grasso, ma da centinaia di piccole bolle di trigliceridi. Questo perché la funzione non è quella di fornire energia al corpo, bensì di produrre calore contrastando l'ipotermia. Infatti nei bambini ha lo scopo di proteggerli dagli improvvisi sbalzi di temperatura, mentre nelle persone adulte scompare progressivamente all'aumentare della sedentarietà. Nelle persone obese sparisce del tutto. Responsabile della produzione di calore è la termoginina, proteina che condividiamo con molte specie di mammiferi: gli animali la utilizzano durante gli stati febbrili o al risveglio dal letargo.

E **il grasso beige**? Una via di mezzo tra le due tipologie. Pare infatti che sia reclutabile dall'organismo nel deposito di grasso bianco, ma possegga delle capacità tipiche del grasso bruno: infatti reagisce e non è un semplice deposito di energia. Questo ci fa capire che ancora non è ben chiaro il funzionamento dei grassi all'interno del nostro corpo ma, allo stesso tempo, dal 1994 a oggi le cose sono ampiamente cambiate. Il 1994 è un anno importante perché venne scoperta la **leptina** e da quel giorno il grasso ha assunto un ruolo centrale nella ricerca: ci si è resi conto che non si tratta esclusivamente di un centro di stoccaggio energetico ma che in realtà funziona come un vero organo. Estremamente complesso, il grasso produce molti ormoni ed enzimi, tra i quali ricordiamo *l'adiponectina*, *l'adipochine*, la *leptina* e il *TNF*. Sono importantissimi, ognuno a suo modo. Il primo è in stretta relazione con la glicemia e aumenta la sensibilità all'insulina, il secondo è un fedele alleato del sistema immunitario, il terzo regola l'appetito mentre l'ultimo interviene in caso di infiammazione. Ritroveremo più avanti **adiponectina** e **leptina** perché strettamente legati a problemi diabetici, alla perdita di peso e al metabolismo. L'impatto ormonale del grasso non può essere trascurato e grazie a questa panoramica abbiamo compreso il perché. Bisogna preoccuparsi dell'eccesso di grasso non tanto per una questione estetica, ma perché spesso è la punta di un iceberg che nasconde problemi più complessi di squilibrio ormonale. Mangiare tanto, troppo, male non è soltanto un problema di ingrassare, ma di scombinare i piani al nostro corpo, mettere i bastoni tra le ruote a una macchina che dovrebbe funzionare al meglio e invece procederà con fatica. Spesso ci si dimentica che il corpo reagisce, non è inerme, quindi metterlo in condizioni di *pericolo* vuol dire ottenere delle reazioni non sempre prevedibili e quasi mai positive.

Lo sapevi che?

Per massa grassa intendiamo il grasso presente nel corpo. La massa magra invece è costituita dagli altri tessuti: in particolare organi, scheletro e sangue, che sono quote fisse, e dai muscoli, che invece possono variare. Abbiamo bisogno di una quota di massa grassa, ma anche di massa magra abbastanza sviluppata: più massa magra significa metabolismo più attivo. Quindi più energia, maggior consumo e possibilità di mangiare di più senza prendere peso. L'idea di aumentare la massa magra non deve spaventarti.

Olio d'oliva e mitocondri

Ogni nutriente ha la sua unità di misura. Se per i carboidrati usavamo lo zucchero da cucina, per i grassi possiamo fare ricorso all'olio. Infatti gli oli sono composti al 99,99% di grasso con un apporto calorico che è di **900 Kcal per 100 ml**. Però ci sono oli e oli, chiunque bazzichi in cucina lo sa e ce ne rendiamo conto soprattutto quando proviamo a friggere o soffriggere: alcune tipologie di olio fanno fumo e bruciano prima di altre. Perché? Per la diversa **composizione** di acidi grassi. Ma è importante? Sì, bisogna utilizzare ogni olio per il suo scopo: ogni volta che l'olio brucia **trasforma** i grassi buoni e produce sostanze tossiche. Arrivare al **punto di fumo** è una cosa da evitare come la peste. Spesso poi sento alcune assurdità del tipo: se l'olio è al 99% grassi, allora preferisco usare il burro per ottenere un prodotto più leggero. Dal punto di vista calorico la variazione è davvero minima, ma dal punto di vista nutrizionale è fondamentale garantire al corpo una dose, anche minima, di olio d'oliva al giorno. Anzi, l'olio è, tra i condimenti, quello che dovreste usare maggiormente. Nelle linee guida per una sana alimentazione sono indicati dai 2 ai 4 cucchiai di olio EVO al giorno, non sostituibili con altri grassi sia di origine animale sia vegetale che invece andrebbero assunti solo occasionalmente. Qualsiasi sostituto dell'olio non è migliore né dal punto di vista nutrizionale né comporta un risparmio calorico tale da motivare la scelta. Inoltre non dimentichiamoci che noi abbiamo un corredo genetico tramandato nei secoli e legato all'area mediterranea. Come un cinese non ha olio EVO nella sua dieta per la sua genetica e cultura alimentare, così i nostri nonni e trisavoli non mangiavano tutti i giorni la pasta con avocado e pomodoro o olio di cocco e fagioli._Ancora una volta non bisogna valutare la propria alimentazione tenendo conto soltanto delle calorie. Un'idea potrebbe essere quella di scegliere il pesto alla genovese come condimento: a parità di apporto calorico fornirete un gusto maggiore del semplice olio.

Ma perché l'olio è così importante? Perché tra le altre cose *stimola i mitocondri* e la loro efficienza. E sono importanti? Altroché, sono fondamentali per il nostro metabolismo. Un maggior numero di mitocondri significa un metabolismo più attivo e dovremmo aver capito che è proprio ciò a cui dobbiamo puntare. Un corpo più attivo è un corpo più efficace che normalmente combatterà sovrappeso, disturbi cardiovascolari e altri disturbi che una scorretta alimentazione e uno stile di vita sedentario possono comportare. Sembrerà assurdo, ma il corpo di un soggetto in normopeso consumerà più calorie di quello di un soggetto obeso. Si è scoperto recentemente che anche l'esposizione al freddo migliora l'attività dei mitocondri: il corpo al freddo brucia di più. Restare in forma non è solo un capriccio estetico, ma permette alla nostra auto di migliorare le sue performance e non dover essere sottoposta troppo spesso a revisione. La vita è fatta per stare in pista, non per essere trascorsa nei box per le riparazioni.

Lo sapevi che?

I mitocondri sono fondamentali perché bruciano l'Acetil-CoA che altrimenti si accumula diventando grasso. Il processo di sintesi dell'Acetil-CoA avviene in parte anche nel fegato; questo spiega perché chi è in sovrappeso spesso presenta anche problemi al fegato, il quale risulta affaticato.

Allenarsi per perdere peso

Perché allenarsi? Gli obiettivi possono essere diversi e tra questi può rientrare spesso la perdita di peso. Quasi sempre è un puro fattore estetico. Te lo ripeto per l'ultima volta, prima che tu mi possa denunciare per persecuzione: allenarsi fa bene al tuo corpo e dovresti fare sempre attività fisica, rientra in uno stile di vita sano. Subito una domanda facile facile. Consumiamo più calorie percorrendo 10 km in 30 minuti o in 60? In molti direbbero che correndo più veloce consumeremo di più, ma non è vero. **Consumare calorie dipende dal lavoro** che compie il nostro corpo e il lavoro dipende in questo caso dalla distanza percorsa. 10 km sono sempre 10 km. Diverso il ragionamento se vogliamo correre 30 minuti, il passo di corsa sarà determinante: a una certa velocità potremmo percorrere 15 km, a un'altra 8 km. Nel primo caso consumeremo di più, non perché corriamo più veloce, ma perché percorriamo più chilometri. Questo concetto potete applicarlo a ogni tipo di allenamento. Perché ci ho tenuto a specificarlo? Perché molti vogliono bruciare i grassi, ad esempio, mediante la corsa. È possibile? Certo, ma l'attività fisica consuma principalmente zuccheri e in piccola parte anche grassi. Allora è inutile? Assolutamente no, perché correre per un buon numero di chilometri al giorno ci porta a consumare una buona fetta di calorie: una delle formule più usate è questa.

Kcal consumate = kg x km

Quindi se pesiamo 60 kg e percorriamo 10 km in un'ora avremmo consumato ben 600 Kcal. Di grassi? Mediamente il 30%, quindi solo circa 25 grammi. Se vogliamo perdere quei cinque chili di troppo ti renderai conto che hai bisogno di tanti e tanti giorni di allenamento per bruciare grasso di deposito. E se a un certo punto mi alleno e non dimagrisco più? Può capitare ed è normale. Spesso ci aspettiamo miracoli in poco tempo e trascuriamo i meccanismi che regolano il corpo.

Lo sapevi che?

La bilancia da sola ci inganna. 100 kg significano poco e nulla. Consideriamo un giocatore di basket e una persona in sovrappeso: il primo è una montagna di muscoli, il secondo di grassi. Sono uguali? No. Da un punto di vista volumetrico il grasso occupa 3 volte lo spazio del muscolo, provoca problemi di salute quando è in eccesso, abbatte il metabolismo. 100 kg di muscoli appartengono a una persona *magra*, in forma, con un metabolismo molto attivo. Sono due esempi estremi, ma ognuno di noi dovrebbe preferire il basket al divano con hamburger, Coca-cola e patatine.

Quando parliamo di perdita di peso e allenamento dobbiamo ricordarci che il nostro corpo ha bisogno di **tempo per adattarsi**: azioni repentine ed eccessive possono portare a sbalzi ormonali con conseguenti problemi come la ritenzione idrica. Proprio la presenza di acqua potrebbe ingannarci: ci siamo allenati, saliamo sulla bilancia e pesiamo di più. Dov'è il trucco? Nell'acqua che il nostro corpo richiama, siamo gonfi ma quel chilo di troppo non è grasso. Allenandoci il peso diminuisce, ma dobbiamo valutarlo nell'arco di settimane e mesi. Non certo di giorni. Il corpo si deve adattare. E se una volta che si è adattato, ci ritroviamo in un nuovo momento di stallo? Ancora una volta è l'acqua la responsabile dell'inganno. A livello muscolare può capitare di produrre delle microlesioni dovute allo sforzo fisico: queste lesioni richiamano ancora acqua, per proteggere i muscoli e limitare l'infiammazione. È uno strumento di difesa del corpo. Quindi è naturale e normale incontrare dei momenti di stallo nel percorso di dimagrimento, dove a un regime alimentare bilanciato associamo anche dell'attività fisica. Non bisogna fermarsi. Lasciate da parte la bilancia e continuate ad allenarvi.

Questo **non è un libro per sportivi**, altrimenti avrei dovuto approfondire gli argomenti citati. Voglio solo rispondere alle domande più frequenti di chi, dopo aver vissuto una vita poco attiva, con un'alimentazione sbilanciata, prova a cambiare abitudini. Iniziare a fare sport e mangiare bene genera dei dubbi, posso capire lo straniamento che si prova. Alcuni sostengono che allenarsi a digiuno sia una soluzione migliore, ma è vero? Diffidate da chi vende una soluzione come *migliore* perché in realtà bisogna stimare il vantaggio. Allenarsi a digiuno ci fa bruciare più grassi, sì ma quanti? Una quantità non tale da farci gridare al miracolo. Non riusciamo ad allenarci a digiuno? Non facciamolo. Anche perché, in realtà, allenarsi a digiuno ci porta a utilizzare maggiormente acidi grassi durante lo sforzo, ma poi zuccheri durante tutto l'arco della giornata. Al contrario allenarci qualche ora dopo i pasti ci fa bruciare zuccheri e consumare gli acidi grassi come substrato energetico durante tutto il giorno anche quando siamo seduti a lavoro. Il corpo regola le riserve di conseguenza e credo sia meglio bruciare tutto il giorno grasso come substrato e non grasso solo per un'ora di allenamento. A ogni modo non c'è una differenza tale da imporre questa o quell'altra scelta, fai quello che ti appartiene di più e che sia sostenibile nel tempo. Un solo consiglio:

aspetta di aver digerito, quindi un paio di ore dalla colazione e almeno 3 dal pranzo, se leggero, altrimenti anche 4. Allenarsi a stomaco pieno no, è inutile perché i nutrienti non sono ancora disponibili nel sangue e bloccheresti la digestione rischiando di sentirti male. Allenati quando vuoi, fatti seguire da un professionista e basati sulle vostre performance. Dai il meglio al mattino, prima di iniziare la giornata? Bene. Vuoi allenarti la sera per scaricare? Bene uguale. Però allenati, perché questo aiuterà anche la produzione ormonale. Riprendiamo brevemente la questione **adiponectina** e **leptina.** Sono due ormoni strettamente legati ai grassi.

La leptina stimola l'ipotalamo e accelera il metabolismo: viene prodotta dalle cellule adipose e più queste sono gonfie, maggiore è la produzione di leptina. Allora si potrebbe pensare che più si mangia e più il metabolismo si velocizza, purtroppo è vero fino a un certo punto. Quel punto sono proprio i limiti consigliati in questo libro e dalle Linee Guida. Le persone in sovrappeso infatti sviluppano forme di resistenza alla leptina e **insulinoresistenza** e a fronte di un quantitativo sproporzionato di cibo si ritrovano con un metabolismo lento. Anche svuotare troppo le cellule di grasso riduce il metabolismo producendo l'effetto opposto: nessun guadagno e potenziali danni alla salute. La stessa identica reazione con l'adiponectina, proteina fondamentale per combattere il colesterolo, l'aumento di peso, la pressione arteriosa. Una carenza di aponectina ci espone a rischi cardiovascolari e a insulinoresistenza. E indovinate? Chi è obeso produce meno adiponectina generando un **circolo vizioso** che porta a un ulteriore aumento di peso. Stare in forma non è mai una questione estetica.

Lo sapevi che?

Per aiutare il metabolismo non bisogna mai scendere sotto la soglia del 14% di apporto calorico sotto forma di grassi. Scendere sotto questo valore comporta uno squilibrio ormonale che non solo arresta la perdita di peso, ma rallenta il metabolismo e provoca problemi.

Elenco degli alimenti

In questo breve elenco ritroverai gli alimenti che utilizzeremo nella simulazione come grassi, quindi non sono presenti gli insaccati, la carne o i latticini perché li inseriamo come proteine, in quanto per la vita alimentare ordinaria, e non straordinaria come feste, compleanni, vacanze, saranno contemplate sempre fonti proteiche a basso contenuto di grassi. Questo è un punto di partenza, ma è importante che tu attribuisca i colori giusti ai tuoi alimenti preferiti. Le schede CREA ti saranno ancora utili. Per i tagli di carne, più o meno grassi, vale lo stesso discorso che abbiamo fatto per il cioccolato: le calorie spesso si suddividono tra due nutrienti. Per il cioccolato erano grassi e carboidrati, per la carne si tratta di proteine e grassi. Nell'elenco troverai il cioccolato extrafondente perché la composizione calorica è quasi totalmente a favore dei grassi e possiamo considerarlo un cibo verde e non giallo. Troverai anche il lardo, che è sempre grasso. Farai gli stessi ragionamenti con il tipo di carne, insaccato o formaggio che utilizzi.

Grassi	Kcal
Olio di oliva o di semi	900 Kcal per 100 ml
Un cucchiaio di olio	100 Kcal
Burro	750 Kcal per 100 g
Pesto alla genovese	520 Kcal per 100 ml
Un cucchiaio di pesto	100 Kcal
Panna da cucina, anche senza lattosio	250 Kcal per 100 ml
Panna da cucina light	140 Kcal per 100 ml
Besciamella	200kcal per 100 ml
Besciamella light	100 Kcal
Lardo	850 Kcal per 100 g
Avocado	250 Kcal per 100 g
Cocco	360 Kcal per 100 g
Cocco macinato o farina di cocco	600 Kcal per 100 g
Frutta secca	600 Kcal per 100 g
Semi oleosi	600 Kcal per 100 g
Cioccolato extrafondente	550 Kcal per 100 g

Compilazione scheda con aggiunta dei grassi

Ricordi la scheda che avevamo preparato con i carboidrati? È arrivato il momento di aggiungere i grassi. Tieni conto dei limiti entro i quali rimanere e procedi alla compilazione. Ancora una volta, per aiutarti, ti riporto ciò che ha svolto Sara dal lunedì al mercoledì.

	Lunedì			Martedì			Mercoledì		
	alimento	grammi	Kcal	alimento	grammi	Kcal	alimento	grammi	Kcal
Pranzo	Avocado	50	125	Pesto	30	150	Olio EVO	15	150
Cena	Olio EVO	17	150	Olio EVO	17	150	Olio EVO	17	150
Totale pranzo e cena			275			300			300

Avevamo ragionato, per pranzo e cena, sulle 600 Kcal da dividere a metà tra carboidrati + verdure e grassi + proteine: quindi alla coppia verde rossa spettano 300 Kcal a pasto, e la metà viene consumata dai grassi. Completeremo poi con le proteine nel prossimo capitolo.

	Giovedì			Venerdì		
	alimento	grammi	Kcal	alimento	grammi	Kcal
Pranzo	Olio EVO			Olio EVO		
Cena	Pesto			Olio EVO		
Totale pranzo e cena						

Per fare pratica puoi completare prima giovedì e venerdì della tabella di Sara e poi passare alla tua. Ancora una volta in due semplici step.

1. Scegli i tuoi alimenti verdi dal lunedì al venerdì per il pranzo e per la cena, non dimenticare ogni giorno l'olio EVO;

2. In base alle calorie che devi raggiungere a pasto, calcola i grammi di alimento che corrispondono a circa il 25%, ovvero 1/4 dell'apporto totale;

Hai 500 Kcal, allora 125 kcal di alimento verde. Hai 700 Kcal, allora 175 kcal di alimento verde. Hai 800 Kcal, allora 200 di alimento verde. Semplice no? Per qualsiasi dubbio confrontati con quanto ha già fatto Sara.

PROTEINE

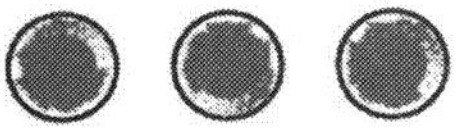

20 amminoacidi

↓

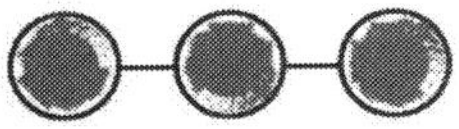

1. Dipeptidi (2 A.A.)
2. Tripeptidi (3 A.A.)
3. Oligo peptidi (fino a 20 A.A.)
4. Polipeptidi (20/100)
5. Proteine > 100 A.A.

20 amminoacidi

- **Essenziali**
  Li trovo negli alimenti
- **Non essenziali**
  Li produco

Valore Biologico

- **ALTO** = Tanti A.A. essenziali
- **BASSO** = Pochi A.A. essenziali

CAPITOLO 6

PROTEINE

L'ultimo pezzo del puzzle

Se ho deciso di affrontare l'argomento proteine per ultimo, un motivo ci sarà. Dei tre macronutrienti è quello per il quale il metodo bilanciamo considera un valore di assunzione non soltanto calorico ma anche in grammi. Questa è la chiave di volta che stravolgerà il lavoro che abbiamo impostato fino a ora. Garantendovi le calorie giornaliere stabilite dal calcolo del vostro fabbisogno e i vostri quantitativi di grammi di proteine contenuti in tutti gli alimenti che assumete, il bilanciamento dei macronutrienti risulterà automatico. In questo modo si otterrà un bilanciamento non solo legato al singolo pasto, ma esteso per l'intera giornata. Infatti, una volta garantiti i grammi di proteine e scomputati dall'apporto calorico totale, le restanti quote caloriche saranno rappresentate dai grammi di carboidrati e grassi che, senza troppi calcoli, rientreranno in quelle percentuali stabilite dalle Linee Guida. Sembra complesso? Nessuna paura, continua a seguire i suggerimenti delle prossime pagine e ti accorgerai che si tratta di un procedimento molto più semplice di quel che possa sembrare.

Fino a ora abbiamo ragionato costruendo il nostro schema alimentare soltanto dal lunedì al venerdì e soltanto a pranzo e cena. Il fine settimana abbiamo deciso di lasciarlo come extra, sono giornate nelle quali mangiare un po' in più e le affronteremo in modo diverso. Ma perché colazione e spuntino non sono presenti nei nostri ragionamenti? Perché ci aiuteranno a bilanciare le proteine, appunto. Prima di poterci soffermare sui grammi proteici dobbiamo concludere questa parte del viaggio. Scopriamo cosa sono le proteine, inseriamole nella nostra alimentazione e poi faremo tutti i ragionamenti del caso. Via, ultimi metri prima del traguardo.

Funzione e natura

Anche per le proteine valgono gli stessi discorsi che abbiamo sviscerato per carboidrati e grassi: hanno diverse funzioni, contribuiscono all'apporto energetico, vengono digerite e assimilate, devono essere valutate in termini sia quantitativi sia qualitativi. Anzi, l'ultimo aspetto è fondamentale nelle proteine: la qualità è fattore determinante perché non tutte le proteine sono uguali: alcune contengono amminoacidi che **non possono essere sintetizzati dal corpo**, ma devono essere assunti necessariamente attraverso il cibo. Non rispettare le indicazioni fornite dalle Linee Guida mette in difficoltà il corpo, che se non riceve dal cibo una quantità di proteine e una serie di amminoacidi per svolgere le sue funzioni vitali deve demolire componenti di se stesso per ottenerle. Questo non dovrebbe succedere mai.

Ma perché le proteine sono così importanti? Partiamo dal nome stesso, dal greco *proteios* che significa primario: sono composte infatti da carbonio, azoto, ossigeno e idrogeno e svolgono funzioni essenziali per il nostro organismo. Senza proteine il corpo non è in grado di costruire tessuti, a partire dai muscoli, quindi la prima funzione è relativa ai processi plastici: la demolizione e sintesi dei tessuti è garantita dalla presenza di proteine. Ma anche nei processi regolatori, come la produzione di ormoni, enzimi, neurotrasmettitori, le proteine intervengono per regolarne il funzionamento. Infine vi è una terza funzione, comune a tutti i nutrienti, che è quella di fornire energia e, come per i carboidrati, le proteine forniscono circa 4 Kcal per ogni grammo.

In realtà sarebbe più giusto parlare di amminoacidi e non di proteine: le proteine sono catene, composte anche da centinaia di amminoacidi. L'energia delle proteine, infatti, deriva proprio dalla scissione di queste lunghe catene. Del quasi infinito numero di amminoacidi presenti negli organismi viventi, soltanto 20 formano le proteine: un numero quindi piuttosto ristretto, una festa intima, che però prevede comunque una scissione in almeno tre gruppi diversi. Abbiamo parlato di valore qualitativo delle proteine e questo è strettamente legato ai tre diversi gruppi di amminoacidi: **essenziali, non essenziali e semi essenziali.** Come potrai ben immaginare quelli definiti essenziali *sono appunto essenziali* perché il corpo non può crearli e devono essere introdotti attraverso il cibo. Ma non avevo scritto che il corpo non può creare nessuna proteina? Esatto, non c'è un contro senso: semplicemente gli amminoacidi non essenziali e semi essenziali possono essere creati dall'organismo direttamente da quelli essenziali. Ovvero se forniamo al corpo almeno quelli essenziali lui potrà ricavarne gli altri autonomamente: diventano la materia prima per costruirli. Perché, ricorda, il corpo non sintetizza da zero le proteine. Perfetto, tutto chiaro, dobbiamo comprendere il gruppo di appartenenza, ma come facciamo? Ci viene in soccorso un parametro.

Il valore biologico

Parlare di proteine e alimentazione senza considerare l'impatto qualitativo è un errore. A questo proposito possiamo far riferimento al **VB,** Valore Biologico, degli alimenti, che indica la quantità, la qualità e il rapporto degli amminoacidi essenziali presenti negli alimenti. Un parametro fondamentale che ci descrive la qualità proteica. Ricorda: qualità proteica e quantità, per adesso concentriamoci sul primo fattore. Dei 20 amminoacidi soltanto 8, 9 per i lattanti, sono definiti amminoacidi essenziali **AAE**, molecole che il corpo non può creare da zero: sono da assumere tramite alimentazione, non si scappa. Per ottenere un'alimentazione che sia davvero bilanciata è importante assumere cibi ad alto valore biologico: tramite il metodo *Bilanciamo* – poiché dovrebbe essere chiaro che le valutazioni vanno fatte sul pasto completo, su base settimanale, non sul singolo alimento né sul singolo giorno –, possiamo anche combinare pietanze a basso valore biologico per ottenere nel computo finale un valore sufficientemente elevato. In effetti il calcolo del valore biologico di un alimento non è così immediato e la comunità scientifica è ancora alle prese con calcoli, riflessioni e analisi. In linea generale possiamo affermare con certezza che il VB sia funzione **dell'azoto** trattenuto rispetto a quello assorbito: se fornisco 10 di azoto e ne trattengo 8, ho un VB alto, se invece ne trattengo 3 il VB è basso. Purtroppo non è un calcolo immediato, ma si stima che le proteine di **origine animale** posseggano un valore in media più alto di quelle vegetali e questo per una maggior somiglianza: quelle animali somigliano di più alle nostre, quindi è come se vi fosse uno scarto minore e una maggior capacità di assorbirle. Questo significa che dobbiamo mangiare sempre e solo proteine animali, come carne, uova o latte? Non necessariamente. Un'alimentazione varia e bilanciata riesce a fornire automaticamente tutto ciò di cui abbiamo bisogno. Il segreto è sempre lo stesso: seguire le linee guida, variare gli alimenti, bilanciare i nutrimenti. Scegliendo un'alimentazione con proteine a medio e basso valore biologico, come legumi e cereali, si può ottenere un alto VB ma bisogna riuscire anche a garantire il giusto quantitativo in grammi giornalieri di proteine per il proprio fabbisogno.

Lo sapevi che?

Nel caso di un'alimentazione vegana è importante bilanciare cereali e legumi: infatti presentano proteine a basso valore biologico che però si compensano a vicenda. Questo è un consiglio valido comunque per tutti e per ogni piano alimentare.

Per avere un quadro più completo è necessario abbinare a quest'analisi di tipo qualitativo, una di natura quantitativa. Valutiamo infatti l'impatto calorico delle proteine, prima di poterci dedicare al capitolo sui grammi proteici e chiudere il cerchio.

Surplus e deficit proteico

Questo paragrafo ha semplicemente lo scopo di introdurre riflessioni che completeremo a breve. Innanzitutto, se ben ricordi, il quantitativo calorico giornaliero di proteine doveva aggirarsi tra il 15/30%. Cosa accade quando siamo in deficit lo abbiamo già accennato: il corpo richiama proteine dai propri tessuti, dalle proprie cellule, erode e consuma la propria stessa struttura per poter sopravvivere. Immaginate di dover costruire un castello di sabbia: le onde, il vento, il tempo portano via granelli su granelli e per tenere in piedi la vostra struttura dovete periodicamente aggiungere nuova sabbia. Se non potete aggiungerne di nuova siete costretti ad abbattere le torri per rinforzare le mura, eliminare un piano per ripararne un altro. La stessa identica cosa accade al corpo quando non assume il giusto quantitativo di proteine. Quindi ricordate di inserire sempre le proteine nella vostra alimentazione, tutti i giorni.

Se invece ho un eccesso di proteine? Questo accade soprattutto agli sportivi e a chi segue determinati regimi alimentari, ma in ogni caso verrebbero espulse tramite l'urina: infatti l'azoto contenuto nelle proteine in eccesso viene scartato dall'organismo tramite il ciclo dell'urea. Tenete comunque a mente che i ragionamenti che stiamo facendo, sia quando parliamo di Valore Biologico sia quando facciamo riferimento al quantitativo calorico delle proteine, è parziale. Andrà completato con un ultimo tassello.

Elenco degli alimenti

Anche per le proteine voglio proporvi un elenco di alimenti da poter utilizzare come base di partenza. La differenza rispetto a carboidrati e grassi risiede nel fatto che, per quanto riguarda le proteine, bisogna tener conto che per moltissimi cibi, dagli insaccati ai formaggi, il valore calorico è sempre una combinazione di nutrienti. Per la pasta non ci sono storie, carboidrati e colore giallo senza neanche doverci riflettere. Per la carne? Per il pesce? Le uova? Una combinazione tra proteine e grassi, tra rosso e verde, con delle percentuali che possono variare a favore di un nutriente o dell'altro. Per questo motivo sapere calcolare i grammi di proteine diventa fondamentale, perché ci aiuta a bilanciare gli alimenti durante i pasti. Immaginate una bilancia a due piatti, da un lato le proteine e dall'altro i grassi: per ogni alimento la bilancia può pendere a favore delle proteine, dei grassi o fermarsi a metà strada. Su questo aspetto influisce molto anche la qualità del cibo, basti pensare all'impatto che può avere l'allevamento: allevamenti intensivi portano alla macellazione animali che presentano una carne molto grassa, mentre un allevamento a terra e all'aperto di solito produce animali più in forma e quindi una carne più proteica. Banalmente anche un prosciutto: se sgrassato presenta una determinata percentuale di grassi, al naturale invece una molto maggiore. Stessa cosa per le uova, dovremmo sempre prediligere quelle prodotte da galline allevate in modo non intensivo. Oppure vi è grande differenza tra un formaggio fresco e uno stagionato. Per cercare di orientarci meglio divideremo gli alimenti per macrocategorie partendo proprio dagli **insaccati**.

Affettati e insaccati	**Kcal per 100 g**
Lardo	850 Kcal
Guanciale	600 Kcal
Salame e salsiccia	400 Kcal
Mortadella	350 Kcal
Prosciutto crudo grasso e speck grasso	300 Kcal
Prosciutto cotto	200/250 Kcal
Bresaola, prosciutto crudo e speck sgrassato	150 Kcal
Prosciutto cotto magro, affettato di tacchino, affettato di pollo	100 Kcal

Con questo primo elenco possiamo toccare con mano quello di cui abbiamo appena parlato. Possibile che per la stessa famiglia di alimenti vi sia un range così vasto? Dalle 100 fino alle 850 Kcal per 100 grammi? In effetti sì, e a cosa è legato? Alla differente percentuale di grassi. Possiamo infatti considerare i due estremi come tutto proteine e tutto grassi. E per tutti gli alimenti che sono a metà strada? Possiamo ragionare in un modo molto semplice: le calorie proteiche degli insaccati sono circa 100 per ogni 100 grammi, quindi la restante parte è dovuta quasi esclusivamente all'aumentare dei grassi. Tutto l'eccesso è solo grasso. Come puoi ben vedere infatti l'elenco spinge progressivamente verso alimenti più grassi e potrai ragionare in questo modo: prendiamo ad esempio il prosciutto cotto. Sono circa 200/250 Kcal per 100 grammi, quindi consideriamone 100 Kcal date dalle proteine e le restanti 100/150 dai grassi. Vogliamo scegliere il salame? Perfetto, sono circa 400 Kcal per 100 grammi e ancora una volta teniamo da parte le 100 delle proteine e le restanti 300 Kcal sono tutte grassi. Mortadella? 100 proteine e 250 grassi, molto semplice. Questo metodo ti aiuterà sempre nella valutazione dell'apporto calorico di insaccati e affettati. Il mio consiglio? Scegli principalmente alimenti con basso contenuto di grassi durante la vita quotidiana e ricorda che le linee guida consigliano un massimo di 100 grammi a settimana di affettati e **zero grammi** di insaccati, che conserveremo solo per giornate speciali, momenti di festa. Ragionamento che puoi benissimo applicare anche per quanto riguarda i formaggi e i derivati del latte, scegliendo quelli meno grassi. Vediamo come.

Formaggi e derivati del latte	**Kcal per 100 grammi**
Burro	750 Kcal
Formaggi stagionati e semi stagionati	400 Kcal
Formaggi freschi (burrata, mozzarella, primosale, ecc.)	250/300 Kcal
Philadelphia tradizionale	270 Kcal
Formaggi freschi light	150 Kcal
Ricotta di pecora, capra o bufala	200 Kcal
Ricotta di mucca	150 Kcal
Philadelphia light	150 Kcal
Ricotta light, Philadelphia active, Fiocchi di latte	100 Kcal

All'aumentare dell'apporto calorico aumenta la percentuale di grassi ma diminuisce quella di lattosio, ovvero di zucchero. Non è immediato il calcolo percentuale tra proteine e altri nutrienti, ma all'aumentare delle calorie sicuramente cresce la percentuale di grassi e scende quella di carboidrati. Così come per gli insaccati prediligiamo cibi light, formaggi freschi, dal contenuto calorico contenuto. Sono consigliate due porzioni al massimo di formaggio a settimana. Dopo aver dato uno sguardo ai derivati del latte, osserviamo proprio **latte** e **yogurt**. In questo caso sono necessarie due precisazioni: la prima riguarda quelli di origine vegetale, la seconda i prodotti senza lattosio. Per quanto riguarda latte di soia, latte d'avena e altri prodotti di origine vegetale è importante fare riferimento all'etichetta. Ogni azienda, ogni tipologia di vegetale utilizzato può variare tantissimo a seconda di metodi di lavorazione e ricetta. Per cui sarebbe inutile in questa fase fornirvi delle indicazioni poco attendibili. Quello che bisogna invece dire sui prodotti senza lattosio è che non sono più leggeri e meno calorici: l'apporto calorico non varia, assolutamente. Ricorda infatti che proteine e carboidrati producono sempre 4 Kcal per grammo, quindi la presenza di lattosio o meno è semplicemente un aspetto che interessa a chi ha sviluppato intolleranza o ha problemi di digeribilità.

Latte e yogurt	**Kcal per 100 grammi**
Latte vaccino e yogurt naturale intero	70 Kcal
Latte vaccino e yogurt naturale parzialmente scremato	45 Kcal
Latte vaccino e yogurt naturale scremato	35 Kcal
Yogurt greco scremato 0% grassi	55 Kcal
Yogurt greco 2% grassi	70 Kcal
Yogurt greco 5% grassi	90 Kcal

Appunto molto utile per quanto riguarda gli yogurt è di tenere sotto controllo l'aggiunta al loro interno di frutta, cioccolato, biscotti. Parliamo qui di yogurt semplici, nei quali **non vengono aggiunti zuccheri** in nessuna forma.

Le quantità di latte e yogurt consigliate dalle linee guida sono di 2 o 3 porzioni al giorno da 125 g o ml.

Argomento interessante sono le **uova**, sempre al centro di grandi dibattiti. Innanzitutto consideriamo l'albume come unità di misura delle proteine: infatti 100 ml di **albume** sono all'incirca 47 Kcal senza grassi, senza carboidrati e con tutti gli amminoacidi essenziali che il corpo non sintetizza. Ma un uovo medio comporta 70 Kcal, di cui 54 al tuorlo e 16 all'albume. È chiaro come in un'alimentazione che vuole essere ipocalorica e più proteica si vada a prediligere l'albume e non l'uovo intero.

Lo sapevi che?

Quella delle due uova a settimana è una bugia bella e buona. Le Linee Guida forniscono indicazioni dettagliate sulle porzioni consigliate e per le uova parliamo anche di 4 a settimana, consumate preferibilmente in giorni diversi.

Argomento difficile da sintetizzare è quello relativo alla **carne**. Mettiamo subito in chiaro che è importante dividerla in due categorie: i tagli magri e i tagli grassi, dove la discriminante è appunto la presenza maggioritaria di grasso a discapito delle proteine. In un'alimentazione sana non dovremmo consumare troppa carne e scegliere sempre i tagli più magri: consideriamo i tagli grassi e più particolari come un extra da concederci in momenti conviviali, magari di cene fuori casa, al ristorante. Ce ne occuperemo in un ultimo capitolo, ma rimando sempre alle tabelle CREA per una valutazione dettagliata. Noi, per praticità di calcolo e per nostro interesse, valuteremo solo i tagli magri per i quali parliamo mediamente di 100 Kcal per 100 grammi e quasi una totalità di proteine: per la nostra alimentazione infatti useremo la carne come cibo proteico, rosso, e quindi utilizzeremo i tagli più magri. La carne magra di cui parlo è il petto di pollo, petto di tacchino, arista di maiale, filetto di cervo, filetto di vitella, filetto di carne bufalina, filetto di manzo. Quando parliamo di vitella ci stiamo riferendo a fesa, fettina, noce e girello. Ancora una volta è estremamente importante il tipo di allevamento, andremo a preferire quelli non intensivi nei quali gli animali sono liberi di muoversi.

Restiamo nel mondo animale, ma andiamo su **molluschi, crostacei e pesci**. Parliamo di due categorie diverse: la prima, quella di molluschi e crostacei, è poco calorica ma con un contenuto elevato di colesterolo. Parliamo di circa 70 Kcal per 100 grammi, ma il colesterolo ci spinge a evitare l'abbinamento con uova, formaggi o carni molto grasse. Vanno dunque inseriti in una dieta varia facendo però attenzione agli altri alimenti della giornata per non appesantire troppo l'organismo. Diversa e più articolata la questione **pescato**, che varia da specie a specie e soprattutto se il prodotto è fresco, surgelato o confezionato.

Pesce fresco	**Kcal per 100 grammi**
Pesci grassi come il salmone	200 Kcal
Pesci semigrassi come il tonno, spada, orata, dentice etc.	150 Kcal
Pesce magro come sogliola, merluzzo, nasello, alici etc.	100 Kcal
Tonno al naturale	100 Kcal
Tonno sott'olio sgocciolato	200 Kcal
Salmone affumicato	150/200 Kcal
Salmone sott'olio o al naturale	180 Kcal

Già osservando questa tabella puoi renderti conto che, a differenza della carne e degli insaccati, anche quando aumenta la % di grasso all'interno del pesce le calorie restano più contenute. Inoltre il pescato è estremamente ricco di omega3. Importante inserire in un'alimentazione varia 3-4 porzioni di pesce alla settimana, variando sempre la tipologia: la scelta è vasta e le ricette di certo non ci mancano. Consigliabile, per evitare di aggiungere troppo olio, la cottura al vapore o al cartoccio, soprattutto quando il pesce è già più grasso: la frittura, al contrario, per quanto piacevole, andrebbe consumata con moderazione. Tonno e salmone confezionati per un massimo di 100 g a settimana in una dieta da 2000 Kcal, consigliano le Linee Guida.

> **Lo sapevi che?**
>
> Per un'alimentazione sana ed equilibrata è sconsigliato assumere più di 100 grammi alla settimana di tonno o salmone confezionati, mentre per le donne in gravidanza ne è sconsigliato del tutto il consumo.

Ultima categoria utile per orientarsi è quella delle **proteine vegetali**, che chiudono il vasto mondo delle proteine. Ancora una volta ci ritroviamo a inserire alimenti che abbiamo già trattato, in questo caso come carboidrati, e sto parlando dei legumi: la loro composizione nutrizionale, sia se secchi sia se cotti, contiene un buon apporto proteico. Attenzione: sono allora cibi gialli o cibi rossi? Assolutamente gialli: l'apporto calorico, che è quello che a noi interessa per definire il colore, è spostato a favore dei carboidrati. Allora perché citarli? Perché come ti ho già accennato all'inizio di questo capitolo, per le proteine valgono diversi ragionamenti: l'apporto calorico, la qualità e la quantità in termini di grammi. In una dieta equilibrata bisogna infatti raggiungere un dosaggio minimo di proteine al giorno e queste possono essere fornite da cibi rossi, a prevalenza calorica proteica, ma anche da altri cibi, verdi o gialli, che ne contengono una certa dose. È quindi importante ricordarsi che i legumi ci forniscono comunque un tot di proteine. Ti sembra complesso? Non preoccuparti, fa parte di uno degli ultimi gradini e lo affronteremo insieme tra poco. Limitiamoci a fornire indicazioni caloriche per alcune proteine vegetali.

Proteine vegetali	**Kcal**
Frutta secca	600 Kcal ogni 100 grammi
15 mandorle	100 Kcal
4 noci	100 kcal
20 pistacchi	100 Kcal
Tofu	150 Kcal ogni 100 grammi
Seitan	180 Kcal ogni 100 grammi

Questa valutazione in termini di calorie è importante perché dobbiamo sempre rispettare il fabbisogno calorico calcolato, senza superare il limite giornaliero e settimanale di riferimento. Allo stesso modo è fondamentale riuscire a comprendere il colore degli alimenti in modo da suddividere le calorie in modo equilibrato e ottenere un'alimentazione bilanciata tra cibi gialli, verdi e rossi. Per le proteine sarà importante valutare anche il quantitativo di grammi proteici, ma lo vedremo tra pochissimo. Completiamo prima lo schema settimanale e poi faremo tutti i ragionamenti del caso.

Completare scheda settimanale con le proteine

Siamo arrivati al termine della seconda parte del nostro viaggio. Abbiamo affrontato alcuni capitoli teorici per orientarci nel mondo dell'alimentazione, poi ci siamo dedicati allo studio e alla conoscenza dei vari nutrienti andando a costruire una scheda alimentare settimanale. A questo punto dobbiamo completarla: riprendiamo la tabella lunedì venerdì, pranzo e cena, e inseriamo anche gli alimenti rossi, ovvero le proteine. Ancora una volta lo schema realizzato da Sara ti farà da guida.

	Lunedì			Martedì			Mercoledì		
	alimento	grammi	Kcal	alimento	grammi	Kcal	alimento	grammi	Kcal
Pranzo	Uova	130	150	Pollo	150	150	Mozzarella light	125	165
Cena	Merluzzo	150	150	Gamberetti	200	150	Vitello	150	150
Totale pranzo e cena			**300**			**300**			**315**

Riprendiamo lo stesso ragionamento fatto con i grassi con circa 300 Kcal complessive tra pranzo e cena ovvero 150 Kcal a pasto di alimenti rossi. Come puoi notare la distribuzione è varia, la carne è presente ma non in modo preponderante, ci sono le uova, il pesce, sia fresco sia in scatola, e soprattutto i formaggi freschi. Abbiamo davvero grande scelta e dobbiamo ricordarci di variare sempre. È il segreto di un'alimentazione sana.

	Giovedì			Venerdì		
	alimento	grammi	Kcal	alimento	grammi	Kcal
Pranzo	Ricotta			Uova		
Cena	Salmone			Tonno fresco		
Totale pranzo e cena						

Per fare pratica puoi completare prima giovedì e venerdì della tabella di Sara e poi passare alla tua. Ancora una volta in due semplici step.

1. Scegli i tuoi alimenti rossi dal lunedì al venerdì per il pranzo e per la cena, ricorda sempre di variare;

2. In base alle calorie che devi raggiungere a pasto, calcola i grammi di alimento che corrispondono a circa il 25% ovvero 1/4 dell'apporto delle calorie totali;

Hai 500 Kcal, allora 125 Kcal di alimento rosso. Hai 700 Kcal, allora 175 di alimento rosso. Hai 800 Kcal, allora 200 di alimento rosso. Simmetricamente è lo stesso ragionamento fatto nel capitolo precedente con i grassi. Ma basta così? In realtà no, ed è arrivato il momento di introdurre l'aspetto grammi di proteine. Le valutazioni quantitative infatti non devono limitarsi soltanto alle calorie. Fino a questo punto era importante conoscere gli alimenti, il loro valore calorico e l'equilibrio tra le palline colorate. Ma ora, imparando a gestire i grammi di proteine, andremo a modificare le percentuali in gioco bilanciando in modo automatico il contenuto nutrizionale dei nostri pasti. Il corpo umano ha bisogno di assimilare un quantitativo minimo di proteine. Impariamo perché, come, in quali dosi e come calcolarlo. Grazie a queste ultime indicazioni potremo completare lo schema settimanale aggiungendo anche colazione e spuntino: pasti strategici per bilanciare l'apporto proteico giornaliero.

CAPITOLO 7

I GRAMMI PROTEICI

Il cuore di Bilanciamo

Questo capitolo potrebbe spiazzarti: dobbiamo considerare dei valori in grammi di nutrienti, per la prima volta nel nostro viaggio. Abbiamo ragionato sempre in termini calorici, ti ho ripetuto più volte di non dare troppa importanza ai numeri perché il metodo *Bilanciamo* avrebbe riequilibrato in modo automatico tutti i range consigliati. Adesso invece dovremo valutare l'impatto in grammi di proteine dei nostri pasti. Paradosso? No, in realtà è il vero cuore pulsante del concetto di *Bilanciamo*. Questo metodo funziona proprio perché in ultima analisi bilancia l'alimentazione andando a valutare l'impatto in grammi di proteine; completando lo schema settimanale, con colazioni e spuntini, ci permette di rientrare in tutti i range consigliati dalle Linee Guida. Niente di nuovo sotto il sole, ma soltanto un processo diverso, più semplice e immediato, per rispettare ogni parametro. Se avessimo considerato i pesi in grammi di ogni nutriente, se avessimo messo tutto nel calderone e tutto insieme, probabilmente mi avresti persa al secondo capitolo: esattamente quello che accade quando è un dietologo a fornirvi lo schema settimanale. I ragionamenti che abbiamo visto fino a ora di solito sono nascosti, non vi vengono illustrati, vi cadono dall'alto in una serie di regole da seguire e il gioco finisce lì. Con *Bilanciamo* invece abbiamo compreso come costruire un'alimentazione bilanciata: prima i due pasti principali, pranzo e cena per i giorni infrasettimanali, poi il calcolo dei grammi proteici e l'inserimento di colazioni e spuntini. Alla fine di questo capitolo ci resterà da organizzare il fine settimana, ma quella è la parte più divertente del percorso. Conserviamola come dessert.

Cosa sono e perché sono importanti

Come abbiamo già visto nel capitolo precedente, le proteine svolgono funzioni essenziali e non possono essere sintetizzate da un altro nutriente: il corpo ha bisogno che vengano assunte attraverso il cibo e in un quantitativo sufficiente. La richiesta di proteine varia per sesso, attività fisica svolta e stile di vita: gli uomini presentano una **RDA**, dosaggio giornaliero raccomandato, che è maggiore di quello delle donne, così come uno sportivo o una persona che svolge una vita dinamica presentano un RDA maggiore di chi invece è sedentario. Il legame tra massa magra e proteine è molto stretto, più attività facciamo e più la richiesta del corpo aumenta: il range varia tra **0.8 e 3 grammi per kg di peso corporeo**. Quindi il quantitativo di proteine è anche legato al peso del soggetto in esame, ma questo era abbastanza prevedibile. Un elefante non può avere lo stesso bisogno proteico di una formica, direi che siamo tutti d'accordo. Prima di valutare nel dettaglio come fare a calcolare i grammi di proteine specifichiamo che per le adolescenti, in gravidanza o in menopausa la richiesta varia.

Come si calcolano

Se ben ricordi nel terzo capitolo, durante la panoramica su tutti i nutrienti, sul quantitativo giornaliero, avevo accennato ai grammi proteici sviando subito il discorso sull'apporto calorico. Non è sbagliato ragionare in questi termini, anzi ha reso i nostri calcoli fin qui più semplici. Abbiamo imparato come unire soggetto, verbo e complemento (carboidrati, grassi e proteine) per poi passare a formulare una frase completa (il pasto) e ora un periodo (una giornata bilanciata), fino ad arrivare a realizzare il testo completo (la settimana). Quindi riprendiamo la tabella presente in quel capitolo e osserviamo che in effetti il range proteico è piuttosto vasto.

Attività fisica	**Grammi PROTEINE per kg del soggetto**
Sedentaria	Da 0.8 a 1 g
Moderata	Da 1 a 1.3 g
Sport Aerobici	Da 1.3 a 1.5 g
Fitness	Da 1.3 a 1.5 g
Sport Anaerobici	Da 1.5 a 1.8 g
Body Building	Da 1.5 a 2.5 g

In linea generale questi valori vanno presi al minimo per le donne e al massimo per gli uomini, ovvero donna sedentaria 0.8 grammi mentre uomo sedentario 0.9 o 1 grammo. Un'osservazione importante: andare a calcolare i grammi proteici è tanto più importante tanto più svolgiamo attività fisica. Più ci spingiamo verso un'attività fisica ripetuta e costante più l'RDA di proteine aumenta e dobbiamo tenerne conto con un piccolo calcolo che vedremo tra pochissimo. Ovviamente, poiché alla base di una corretta alimentazione si colloca uno stile di vita sano, fatto anche di sport e attività motoria, ragioneremo non come dei gatti impigriti dalla vita domestica ma come animali selvatici. Un po' di attività non guasta mai.

RDA proteine = B.M.I. x a

dove *B.M.I* è il peso ideale e *a* rappresenta uno dei valori in tabella

Non conosco il tuo peso ideale, ma tu dovresti averlo calcolato proprio all'inizio del viaggio. Abbinando quel valore a uno dei parametri tra 0.8 e 3 potrai valutare il tuo RDA. Per proseguire chiederemo ancora una volta a Sara di aiutarci. Il suo peso ideale era di 53 kg e svolgeva attività sia aerobica sia anaerobica più volte alla settimana, consideriamo 1.6 grammi.

RDA proteine Sara = 53 kg x 1.6 = 84,8

ovvero circa **85 grammi** di proteine al giorno

Dopo questo breve calcolo abbiamo praticamente quasi concluso: ci basterà valutare il contenuto di proteine nei pranzi e nelle cene che avevamo ipotizzato, confrontare con l'RDA appena calcolato e integrare quanto manca attraverso colazione e spuntino. Semplice, rapido e indolore. Non trovi?

L'importanza di colazione e spuntini per un bilanciamento proteico

Molto spesso si tende a dare troppa importanza al pranzo e alla cena, trascurando la colazione o gli spuntini. Può essere un problema di tempo, un'impossibilità pratica, ma in linea generale dovremmo sempre almeno inserire la colazione: trovare il modo e il tempo per farla. Perché? Banalmente per distribuire meglio l'apporto calorico durante tutta la giornata, evitare di patire a lungo il senso di fame e presentarci a tavola troppo affamati rischiando di mangiare più di quanto dovremmo.

Ma cosa mangiare a colazione? Cosa scegliere come spuntino? In linea generale tutto va bene, ma per aiutarci a scegliere cosa mangiare dobbiamo valutare l'impatto proteico di pranzi e cene, poi in base al valore ottenuto capiremo se siamo già a un buon punto o abbiamo bisogno di integrare proteine, e andremo a distribuirle tra colazione e spuntini scegliendo gli alimenti giusti.

Non conosco la tabella che fin qui hai costruito, ma possiamo ragionare con quella di Sara. A differenza di quanto visto nei precedenti capitoli qui ritroveremo tutti gli alimenti, gialli, rossi e verdi, perché in ognuno di questi è contenuta una % di proteine. Tramite le tabelle CREA o osservando direttamente la lista ingredienti sul retro della confezione, lì dove è segnalata la % di proteine, possiamo stimare i grammi proteici per ogni alimento. In questo modo.

	Lunedì			
	alimento	**grammi**	**Kcal**	**Grammi proteine**
Pranzo	Pane integrale	100	250	13,4
	Zucchine	200	40	2
	Avocado	50	125	1
	2 uova	130	150	15
Cena	Riso venere	70	240	10
	Verdure miste	200	40	3
	Olio EVO	15	150	/
	Merluzzo	150	150	34
Totale pranzo e cena				78,4

La tabella riassume quanto fatto finora, inserendo grammi e Kcal, ma concentriamoci sull'ultima colonna: in questa andremo a inserire i grammi di proteine per i vari alimenti. È chiaro che la tabella è stata costruita step by step, nutriente per nutriente, e poi rimessa insieme. Ma è una scelta legata alla mia necessità di spiegare ogni passaggio e alla tua di imparare. Dalla prossima volta in poi potrai usare direttamente uno schema come questo e calcolare insieme grammi, Kcal e grammi di proteine per ogni pasto della giornata. Torniamo a noi, anzi torniamo a Sara. Avevamo valutato circa 85 grammi di proteine al giorno. Cosa scopriamo? Che la giornata di lunedì si presenta con un deficit di circa 7 grammi di proteine.

	Martedì			
	alimento	**grammi**	**Kcal**	**Grammi proteine**
Pranzo	Patate	300	240	6
	Fagiolini	200	60	4
	Pesto	30	150	6
	Petto di pollo	150	150	35
Cena	Pasta di farro	70	250	13
	Pomodori	200	40	2
	Olio EVO	15	150	/
	Gamberetti	200	150	27
Totale				**93**

Nella giornata di martedì invece scopriamo che i nostri pasti sono già abbastanza bilanciati: 93 grammi rispetto agli 85 ipotizzati. Che si fa? Non accade nulla se per un giorno siamo di poco più alti, ricordatevi che il fabbisogno è a lungo termine e quindi questi valori possono essere considerati all'interno di un range di tolleranza. Per Sara possiamo considerare un ventaglio tra i 100 g e i 70 g. L'importante è che non siano troppi o troppo pochi tutti i giorni. Questo vuol dire che nel caso dei 93 g raggiunti tra pranzo e cena, la colazione e gli spuntini non dovranno essere troppo proteici per evitare un eccesso. Per questo motivo anche la divisione in percentuale tra alimenti gialli, rossi e verdi che avevamo schematizzato all'inizio viene meno. Sono i grammi di proteine che decidono se gli spuntini e la colazione saranno frutta e quindi carboidrati o serviranno anche proteine, per esempio aggiungendo uno yogurt.

	Mercoledì			
	alimento	**grammi**	**Kcal**	**Grammi proteine**
Pranzo	Gallette di avena + mela	40 + 200	150 + 100	6
	Insalata mista	200	40	2
	Olio EVO	17	150	/
	Mozzarella Light	125	165	20
Cena	Funghi	200	40	6
	Gnocchi	180	250	3,5
	Olio EVO	17	150	0
	Vitella macinata	150	150	30
Totale				**67,5**

Infine la situazione del mercoledì è molto simile a quella del lunedì: in questo caso il deficit è di poco meno di 20 grammi. A ogni modo Sara suddivide la sua giornata in 5 pasti e abbiamo ancora colazione e due spuntini per bilanciare e riequilibrare il tutto. I calcoli possono sembrare lunghi e un po' noiosi, ma sono davvero semplici e intuitivi. Proprio per questo ci fermiamo qui, con la valutazione dal lunedì al mercoledì. Per altri due giorni infrasettimanali, se ricordi, avevo lasciato a te il compito di completarli: se hai inserito l'apporto in grammi dei vari cibi potrai utilizzarli per esercitarti nel calcolo dei grammi proteici prima di passare alla tua scheda. **Fare pratica è l'unico trucco** per non sbagliare e riuscire a bilanciare la propria alimentazione nonostante stili di vita spesso nevrotici, veloci e ricchi di imprevisti. Se *Bilanciamo* diventerà il tuo modo di ragionare potrai essere elastica, adattare l'alimentazione al ritmo delle tue giornate, senza restare imprigionata in griglie troppo rigide. Questi calcoli diventeranno per te naturali, li svolgerai rapidamente e inizierai a ricordare valori calorici e grammi proteici senza dover consultare di volta in volta le tabelle CREA. Perfetto, siamo quasi giunti alla fine del viaggio. Seguimi nel prossimo paragrafo, andiamo a inserire colazione e spuntino nel nostro schema: completiamo finalmente la tabella dal lunedì al venerdì.

La tabella settimanale completa

Eccoci al fatidico momento. Piccola premessa: stiamo utilizzando Sara come campione, il che significa che questi calcoli valgono per lei, devono essere di ispirazione, ma copiare pari pari, se non avete lo stesso B.M.I., lo stesso stile di vita, lo stesso numero di pasti al giorno, è praticamente inutile. Quindi anche in quest'ultima fase bilanceremo con la colazione e due spuntini perché questa è la situazione specifica di Sara. Se invece hai deciso di non fare spuntini perché non appartengono al tuo stile di vita o hai diviso per più di due spuntini le calorie del fabbisogno, non cambia nulla. Dovrai rispettare sempre apporto calorico che hai a disposizione e grammi di proteine giornalieri per bilanciare il tutto. Ovviamente non andremo a inserire nuovamente pranzo e cena, li abbiamo già valutati, consideriamoli soltanto per effettuare il totale calorico della giornata e verificare il totale dei grammi di proteine.

Sia per la colazione sia per gli spuntini possiamo utilizzare gli alimenti più congeniali: cibi verdi, gialli o rossi a seconda delle nostre esigenze. Il lunedì di Sara presentava un deficit proteico, per questa ragione andremo a inserire alimenti rossi, ovvero proteine, in questo caso a colazione. Lo yogurt ne possiede una quantità non eccessiva ed è un'ottima scelta per bilanciare l'alimentazione. Accompagniamo con fette biscottate e miele, aggiungiamo banana e mela per gli spuntini e due porzioni misurate di frutta secca, senza eccedere, mandorle e noci nel dettaglio. Uno schema di questo tipo rispetta una serie di indicazioni: c'è il giusto dosaggio di frutta, la presenza di frutta secca, di un derivato del latte e del miele. Abbinare questa integrazione al pranzo e alla cena già stabiliti garantirà a Sara tutto ciò di cui ha bisogno dal punto di vista nutrizionale e calorico, senza dimenticare il gusto. Inseriamo sempre alimenti gustosi, senza costringerci a mangiare cibi insapore o non graditi.

	Luned		
	alimento	**Kcal**	**Grammi proteine**
Colazione	3 fette biscottate + miele	100 + 50	3
	6 mandorle	60	trascurabili
	Yogurt bianco naturale	90	5
Totale colazione		**300**	8
Spuntino 1	1 banana	**100**	/
Spuntino 2	1 mela	120	/
	9 noci	80	2
Totale spuntino 2		**200**	**2**
Totale colazione + spuntini		600	10
Totale pranzo + cena		1200	78,4
Totale giornaliero		1800	88,4

Come avevamo già notato nel paragrafo precedente, avevamo bisogno di un'integrazione di almeno 7 grammi di proteine per il lunedì e ne abbiamo forniti 10 arrivando ai fatidici **85 grammi giornalieri**. Inoltre avevamo già stabilito circa 300 Kcal per la colazione, 100 per il primo spuntino e 200 per il secondo e abbiamo rispettato anche questa indicazione. La tabella andrebbe integrata con quella relativa al pranzo e alla cena per ottenere una visione completa della giornata, puoi farlo comodamente, finché non diventerai abbastanza esperto da ragionare su tutti i pasti contemporaneamente. Dividere in due momenti il calcolo, valutando prima pranzo e cena e poi colazione e spuntino, ci rende il lavoro più semplice e ci permette di bilanciare le proteine in caso di bisogno: proprio come nel lunedì di Sara. Diversa invece la situazione del martedì, poiché avevamo già superato il range previsto, perciò non aggiungiamo proteine, limitandoci a del latte di riso e dei cereali a colazione. Gli spuntini invece saranno totalmente di carboidrati perché non avevamo alcun bisogno di integrare: il totale della giornata è di poco superiore a quanto necessario, ma lo è in un range accettabile. Questo mi ricorda di sottolineare ancora una volta che **si tratta sempre di stime**: aver calcolato 85 grammi come fabbisogno proteico giornaliero significa potersi muovere in un range tra i 70 e i 100 grammi, niente panico. Sono tutti valori assolutamente accettabili. Non bisogna soltanto, nella normalità, stare né troppo sopra né troppo sotto questi range.

	Martedì		
	alimento	Kcal	Grammi proteine
Colazione	40 g di cereali	150	4
	10 g di cacao amaro	50	2
	130 ml. di latte di riso	100	/
Totale colazione		300	6
Spuntino 1	2 mandarini	100	1
Spuntino 2	Frullato (150 ml latte di riso + 250 grammi di pera)	200	/
Totale colazione + spuntini		600	7
Totale pranzo + cena		1200	93
Totale giornaliero		1800	100

Se il lunedì è un giorno con un certo deficit e il martedì un giorno a contenuto già elevato di proteine, il mercoledì è la via di mezzo. Dobbiamo integrarne solo alcune. Ecco come.

	Mercoledì		
	alimento	**Kcal**	**Grammi proteine**
Colazione	30 g Pane integrale	100	3
	30 g Marmellata	50	/
	200 ml latte intero	150	5
Totale colazione		**300**	**8**
Spuntino 1	Spremuta d'arancia	**100**	**0**
Spuntino 2	200 g di mirtilli	100	2
	16 mandorle	100	1
Totale spuntino 2		**200**	**3**
Totale colazione + spuntini		**600**	**11**
Totale pranzo + cena		**1200**	**67,5**
Totale giornaliero		**1800**	**78,5**

Abbiamo inserito del latte intero e della frutta secca che forniscono una piccola percentuale di proteine. Perché siamo ancora in deficit e non abbiamo raggiunto gli 85 grammi? Tutto normale: in questo modo posso ribadire un concetto fondamentale di *Bilanciamo*. Il martedì c'è stato un eccesso di proteine? Perfetto, nessun problema, il giorno successivo lavoriamo in difetto. Infatti l'organismo non lavora su base giornaliera, lo facciamo noi per praticità di calcolo e di organizzazione, ma l'impatto dell'alimentazione sul corpo ha effetto nel cronico dopo giorni, settimane e mesi. Quindi non preoccuparti se completando la tabella per il giovedì o il venerdì ti troverai di fronte a un eccesso o un difetto, hai tutti i mezzi per bilanciarlo. Certo, evita giornate in cui l'apporto è molto inferiore o molto superiore, perché non è mai consigliabile stressare l'organismo con valori sballati. Finché l'errore è di pochi grammi puoi recuperarlo facilmente il giorno successivo. Oppure puoi abbassare le proteine del pranzo o della cena e sostituirle con carboidrati e grassi rispettando i range totali della giornata.

Lo sapevi che?

Non è vero che bere durante i pasti fa male, anzi. Limitandosi a due, tre bicchieri, l'acqua aiuta la digeribilità degli alimenti e favorisce la digestione. Solo in dosi eccessive tende a rallentarla.

Una volta completato lo schema per Sara, potrai fare lo stesso anche per te: a questo punto raccogli tutto quello che hai imparato fin qui, recupera il materiale che hai già prodotto e costruisci il tuo schema alimentare dal lunedì al venerdì comprensivo di **tutti i pasti.** Credo che aver suddiviso il lavoro in diversi step ti abbia facilitato, dovresti aver afferrato ogni passaggio e potrai imitarlo alla perfezione. Se qualcosa non ti è chiaro torna al capitolo relativo, rileggi, confrontati ancora con l'esempio di Sara e vedrai che non avrai problemi.

Fatto? Bene, e adesso tutto finito? Non esattamente, abbiamo lasciato da parte il weekend. Andiamo a recuperarlo.

CAPITOLO 8

IL FINE SETTIMANA

Godersi un premio

Aver suddiviso il nostro fabbisogno calorico settimanale in due blocchi ci ha permesso di aumentare le calorie del fine settimana. È una scelta logica, oltre che emotivamente stimolante. Sappiamo benissimo che di solito il sabato o la domenica si resta fuori a cena con amici, ci si dedica a un pranzo in famiglia, tendiamo a concederci un dolce, un primo piatto più abbondante, della carne più grassa e via dicendo. **Il weekend è il paradiso degli eccessi,** e dobbiamo esserne consapevoli: bisogna comunque rispettare il limite calorico calcolato per il sabato e la domenica, perché anche se è maggiore di quello relativo a un qualsiasi altro giorno infrasettimanale non è mica infinito. Ecco, non pensiamo di poter mangiare di tutto e in qualunque porzione, bisogna infatti sempre rispettare le regole per una sana e corretta alimentazione: variare gli alimenti, rientrare nell'apporto calorico, distribuire i nutrienti. Eventi occasionali d'eccesso, però, rientrano nella norma. In questo capitolo infatti ci concentreremo su due aspetti importanti: prima completeremo il nostro schema settimanale aggiungendo anche il weekend e poi valuteremo l'impatto che possono avere periodi come le festività natalizie sulla nostra alimentazione. Il fabbisogno è sempre calcolato sul lungo periodo quindi non facciamoci prendere dal panico se ci capita di andare a cena fuori una sera di troppo perché avremo tutto il tempo e il modo di recuperare con un'attività fisica costante e un'alimentazione attenta. Allo stesso tempo non possiamo sperare di seguire i consigli del metodo *Bilanciamo* per una settimana e aspettarci dei risultati eclatanti. Solitamente andiamo troppo di fretta e non rispettiamo i tempi del nostro corpo, nel bene e nel male. Pronti, via.

Lo sapevi che?

Vasta scelta alimentare nel fine settimana non vuol dire alimentazione completamente incontrollata. Ci si può concedere qualcosa in più, qualcosa di elaborato e gustoso, ma gli eccessi come i difetti non vanno mai bene. Apprezza il cibo nel modo giusto e vedrai che anche un piattone di carbonara o un dolce o una pizza non incideranno sull'ago della bilancia.

Schema per il fine settimana

Sara aveva dalla sua circa 1800 Kcal durante la settimana e circa **2550 Kcal** per il sabato e altrettante per la domenica. Come puoi notare, allenandosi almeno 4 volte alla settimana e con uno stile di vita attivo, ci si può concedere un quantitativo di calorie davvero niente male. Solitamente, infatti, vengono consigliate intorno alle 2mila calorie per le donne e 2mila e cinquecento per gli uomini: grazie al metodo *Bilanciamo* potrai mangiare di più e meglio. Incredibile, vero? Rispettando i consigli delle Linee Guida, abbinando a un'alimentazione varia uno stile di vita attivo, distribuendo bene i nutrienti, ci potremo concedere anche qualche peccato di gola. Ma non perdiamoci in chiacchiere e proviamo subito a fare degli esempi pratici. Non conosco la tua situazione specifica, ma posso immaginare almeno un aperitivo, un pranzo e una cena fuori nel weekend. Applichiamo uno schema simile al caso di Sara e vediamo nel concreto come organizzarci.

	Sabato	
	Alimento	**Kcal**
Colazione	Solita distribuzione	300
Spuntino	Solita distribuzione	100
Pranzo	Solita distribuzione	600
Aperitivo	Bicchiere di vino, 10 olive e una manciata di noccioline	**300**
Cena	Spaghetti alle vongole, tartare di salmone, contorno di verdure ripassate e bicchiere di vino	(600 + 300 + 300 + 100) **1300**
totale		**2600**

Aperitivo e cena il sabato, poi un pranzo più abbondante e una pizza invece la domenica. La distribuzione degli altri pasti, colazioni e spuntini compresi, resta la stessa degli altri giorni e in questa fase non la ripeteremo: sostituiamo solo uno spuntino con un aperitivo, ma cosa notiamo? In primis che **gli aperitivi sono tutt'altro che innocui**: un bicchiere di vino, olive e una manciata di noccioline sono ben 300 Kcal. Allo stesso tempo però con circa 1200 Kcal possiamo goderci una cena o un pranzo al ristorante di tutto rispetto. Impostando un ragionamento simile, ma calibrato sul tuo caso, potrai completare lo schema della tua prima settimana *Bilanciamo*. Ultimo dettaglio. Come puoi notare Sara non ha rispettato le 2550 Kcal precise al millesimo: anzi, 50 Kcal in più il sabato e 50 Kcal in meno la domenica. Questo per ribadire ancora una volta, laddove ce ne fosse bisogno, che i calcoli vanno sempre bilanciati a lungo termine, che la variazione giornaliera può essere equilibrata negli altri giorni e non è necessario portare con sé la bilancia per pesare gli alimenti. Soprattutto quando si mangia fuori al ristorante. Ecco nel dettaglio l'ipotesi di una domenica con tanto di pizza.

	Domenica	
	Alimento	**Kcal**
Colazione	Solita distribuzione	300
Spuntino	Solita distribuzione	100
Pranzo	Tagliata di manzo (300gr) con rucola e grana, patate al forno e mezzo dolce della casa	(600+ 400+ 250) **1250**
Cena	Pizza margherita	**850**
totale		**2500**

Potresti farmi alcune domande, vediamo se riesco ad anticiparne alcune. Ma se è vero che il fine settimana è il momento nel quale tendiamo a mangiare di più, come possiamo evitare di superare le calorie che avevamo stabilito? Alle volte organizzarsi non basta, ci si può trovare di fronte a degli imprevisti, un invito che non si può rifiutare, una pizza per rimediare al frigo vuoto. Può succedere, è vero. Il mio consiglio è quello di **ribaltare il procedimento** di costruzione dello schema: non partire più dai giorni infrasettimanali, ma proprio dal weekend. Infatti una volta presa dimestichezza con questi calcoli, potremo affrontare un sabato e una domenica mangiando con moderazione, ma senza troppi vincoli, e osservare quante calorie abbiamo bruciato, quali cibi abbiamo scelto. Queste indicazioni ci possono aiutare a organizzare la settimana seguente in modo da rientrare nel fabbisogno settimanale. Facciamo un esempio numerico. Ipotizziamo di avere un fabbisogno di circa 13mila calorie alla settimana e di aver verificato che sabato e domenica ne abbiamo assunte circa 2500 al giorno. Perfetto. Quante Kcal abbiamo a disposizione dal lunedì al venerdì? 13mila meno 2500 del sabato e 2500 della domenica, ovvero 8mila. 8mila calorie da distribuire su cinque giorni, quindi circa 1600 al giorno. Molto semplice, vero? Partire dall'osservazione pratica di un weekend ci può aiutare a stimare meglio la distribuzione settimanale. Raramente mangiamo fuori e ci concediamo dei lussi? Non siamo amanti degli aperitivi oppure siamo fedeli allo Spritz del sabato sera? Qual è la tua condizione puoi saperlo soltanto tu e dovrai svolgere calcoli e ragionamenti proprio in base alle tue abitudini. Chi nel weekend si concede giusto una pizza di tanto in tanto, magari con un fabbisogno di 13mila Kcal potrebbe distribuire circa 1800 al giorno concedendosi un lusso quando meglio crede, senza differenze tra il weekend e il resto della settimana. Ogni caso è un caso a sé.

Altra domanda potrebbe essere relativa **all'allenamento**. E se un giorno non riesco ad allenarmi? Se l'evento è occasionale il tuo corpo non ne risente assolutamente. Ma se invece il calcolo del fabbisogno è stato effettuato ipotizzando 4 allenamenti alla settimana e invece riesci a svolgerne mediamente tre, allora abbiamo un problema. Infatti il calcolo del fabbisogno calorico settimanale è un punto nevralgico del metodo *Bilanciamo* e dell'alimentazione in generale: ingannarti non ti aiuterà, anzi. È meglio mantenersi in difetto, valutare un allenamento in meno e non uno in più, perché poi sarà più facile regolarsi. Prendiamo il caso di Sara: puoi facilmente intuire che se una settimana si allena più del previsto, potrà godersi un bicchiere di vino il venerdì sera oltre che il sabato, come già programmato. Al contrario, se si allena sempre un'ora in meno alla settimana, dovrà rinunciare anche a quello del sabato. E lo sappiamo tutti: aggiungere è facile, rinunciare è molto più difficile. Quindi niente trucchi e niente inganni, solo tu conosci il tuo stile di vita e sai quante ore puoi dedicare allo sport, non raccontarti bugie se vuoi che l'alimentazione sia davvero bilanciata.

Imparare a ragionare con *Bilanciamo* ti permette di immaginare un'alimentazione elastica, fatta di ragionamenti semplici e calcoli veloci che potrai adattare personalmente al tuo caso specifico e modificare rapidamente se la tua condizione dovesse cambiare.

E se dovessimo perdere qualche chilo?

Fin qui abbiamo sempre ragionato in una condizione normopeso, ovvero abbiamo dato per scontato che tu, come Sara, non avessi bisogno di perdere peso. L'abbiamo fatto perché sarebbe stato inutile aggiungere una difficoltà in più quando ancora il metodo non ti era chiaro. Ora che ne conosci il meccanismo e che per te non ha più segreti, possiamo ipotizzare condizioni diverse. Immaginiamo infatti di dover perdere qualche chilo, condizione che potrebbe corrispondere alla tua di partenza oppure, come nel caso di Sara, a quel che accade subito dopo le festività. Infatti anche chi segue un regime alimentare sano ed equilibrato, si allena con costanza e ha uno stile di vita attivo si ritrova mediamente con un paio di chili di troppo subito dopo Natale o Pasqua. Sono giornate di festa, dove si mangia di più, in modo disordinato, si prediligono cibi molto grassi, si resta a tavola a lungo con amici e parenti e la convivialità ci spinge a essere più golosi. Tutto normale, anzi. Normale amministrazione per chiunque. **Può capitare di ingrassare, non è la fine del mondo.**

La bilancia non è uno strumento affidabile, ma alle volte ha ragione comunque. Per perdere alcuni chili però non c'è bisogno di stravolgere chissà quanto le nostre abitudini. L'unico concetto da recuperare rispetto a quanto ci siamo già detti è il **deficit calorico**: infatti dovremo semplicemente mantenerci al di sotto del nostro fabbisogno giornaliero, ovvero metterci in una condizione di deficit calorico, per perdere peso. Ma quanto al di sotto? Beh, questo dipende da due fattori: da un lato dipende da quanti chili dobbiamo perdere e dall'altro da un limite consigliato. Questo limite è pari a 350 Kcal al giorno per le donne e 500 per gli uomini. Un limite massimo, sia chiaro. Tanti più chili dobbiamo perdere, tanto più ha senso mantenerci prossimi a questo valore. Anche il tempo però è un elemento che può giocare il suo ruolo. Infatti per perdere un kg di grasso occorrono 7mila Kcal di deficit, ma ciò non può avvenire in un mese o due, ci vogliono tempo e costanza.

Schema e ragionamento perdita di peso

Consideriamo di ritrovarci subito dopo l'epifania con 2 kg di troppo, che ovviamente non sono 2 kg di grasso, ma anche di liquidi e intestino pieno magari. Sara negli ultimi 15 giorni ha esagerato con l'apporto calorico, troppo panettone o magari pandoro, fichi secchi, dolci vari, super piatti di pasta, ragù di carne, esplosione di molluschi e crostacei. Insomma, Natale è pieno zeppo di cose buone e immaginare di aver preso 2 kg non è tanto strano. Secondo i calcoli fatti nell'ultimo paragrafo con un deficit di 350 Kcal al giorno si perdono tra i 400 e gli 800 grammi alla settimana: a Sara basterà tenere questo nuovo regime alimentare per circa un mese e rientrerà nel suo peso forma. Considerando infatti una media di 500 grammi persi a settimana per 4 settimane, potrebbe perdere tranquillamente i 2 kg di troppo. Ma come ci si deve regolare con questo deficit calorico? Cosa cambia sullo schema settimanale che avevamo già elaborato? Innanzitutto partiamo con il **calcolo del deficit calorico settimanale**, poiché il fabbisogno noi abbiamo imparato a stimarlo sempre su base settimanale. Abbiamo detto 350 Kcal al giorno, valore oltre il quale non si può andare, per 7 giorni: totale 2450 Kcal in meno alla settimana. In meno perché dovremo sottrarle al fabbisogno settimanale.

Quello di Sara era stimato in 14100 Kcal, alle quali sottraiamo 2450 Kcal di deficit per ritrovarci con 11650 Kcal. Ecco il valore sul quale fare di nuovo tutti i calcoli. Bisogna semplicemente ripetere i ragionamenti fatti fin qui: suddivisione tra weekend e giorni infrasettimanali, organizzazione calorica dei pasti, inserimento dei nutrienti, bilanciamento dei grammi proteici. Ipotesi per Sara:

Calorie per giorni infrasettimanali **1500** x 5 giorni = 7500 Kcal
Calorie rimanenti per il weekend = 11650 – 7500 = 4150 Kcal
Calorie sabato e domenica= 4150 / 2 = **2075 Kcal**

Dal lunedì al venerdì	**1500 Kcal**
Colazione	300
Spuntino	100
Pranzo	500
Spuntino	100
Cena	500

Come puoi notare in realtà durante la settimana è cambiato davvero poco. 100 Kcal in meno per uno spuntino, pranzo e cena. Una riduzione mirata, poco invasiva, che permetterà a Sara di ottenere risultati in appena un mese. È inutile sovraccaricare il corpo, stressarlo. Non ha senso improvvisare per sperare di raggiungere lo stesso risultato in una settimana, due. È impossibile a meno di non digiunare, con le terribili conseguenze che un atteggiamento del genere sviluppa. Riformulate lo schema settimanale tenendo conto della vostra situazione, ma non andate oltre le 350 Kcal per le donne e le 500

Kcal per gli uomini: abbiamo compreso in queste pagine che il corpo è una macchina complessa, delicata, inutile spingerla oltre un certo limite. Non ne ricaverai niente di buono.

Sabato e domenica	**2075 Kcal**
Colazione	300
2 Spuntini	100
Pranzo / Cena	500
Pranzo / Cena	1200 circa

Per quanto riguarda il weekend puoi notare che il deficit è concentrato ancora una volta sui pranzi e sulle cene, meno calorici di quanto erano nello schema di partenza. Ma è ovvio, da qualche parte bisogna pur ridurre le calorie. Puoi variare a tuo piacimento i due pasti da 500 e 1200 calorie in base alle esigenze: il sabato sera mangi fuori? Concediti le 1200 Kcal a cena, invece la domenica sei a pranzo fuori? È il turno delle 1200 Kcal a pranzo. L'altro pasto dovrai gestirlo con 500 Kcal. Tutto chiaro? Proviamo a riepilogare.

1. Ricorda che **il deficit calorico non deve superare le 350 Kcal per le donne e le 500 per l'uomo al giorno**. Scegli il tuo valore e moltiplicalo per sette giorni.

2. Considera mediamente che per perdere 1 kg di grasso dovrai limitare l'apporto calorico di circa 7mila Kcal nel lungo periodo, non in una o due settimane. **Stima la durata della tua alimentazione in deficit calorico.**

3. Calcola il tuo fabbisogno calorico settimanale e **sottrai il deficit calorico settimanale**. Il valore ottenuto dovrai distribuirlo tra giorni infrasettimanali e fine settimana.

4. Riorganizza i tuoi pasti, i nutrimenti, gli spunti e il bilanciamento dei grammi proteine alla luce del nuovo valore di calorie giornaliere. **Costruisci nuove schede.**

5. Porta avanti questa alimentazione almeno per il periodo stimato, con **costanza e tenacia**. I risultati non tarderanno ad arrivare.

Cinque punti davvero facili da seguire per chi ha imparato a padroneggiare il metodo *Bilanciamo*. È per questo che ho voluto inserire queste riflessioni quasi alla fine del viaggio, quando ormai dovresti aver preso dimestichezza con concetti, formule e calcoli.

CAPITOLO 9

I FUORI MENÙ

Oggi non mangio a casa

La differenza tra una dieta e un metodo è la capacità di sapersi adattare agli imprevisti. Il segreto per una corretta alimentazione non si nasconde nel rispettare in modo ossessivo una griglia rigida, ma arrivare a comprendere i meccanismi che regolano il cibo e muoversi in autonomia. Una dieta è sempre considerata una situazione eccezionale, particolare, momentanea, invece la buona alimentazione deve essere costante, quotidiana. Per questo è importante imparare di nuovo a mangiare, per poter far fronte alle esigenze del corpo e della nostra agenda. Quante volte capita di dover stravolgere i piani all'ultimo minuto? Di ritrovarsi a un pranzo di lavoro? O a una cena con amici che non si può rifiutare? Dopo aver dedicato buona parte del libro a comprendere concetti base dell'alimentazione e a organizzare la settimana ideale, proviamo a concentrarci sui *fuori menù*. Valutiamo prima le porzioni consigliate per ogni alimento, poi effettuiamo una panoramica sull'apporto calorico dei vari ristoranti. Se ti sei sempre chiesta quante uova a settimana puoi mangiare, se la cucina giapponese è più leggera di quella italiana, se mangiare dal cinese è una scelta sana, allora questo è il capitolo che fa per te.

Porzioni consigliate

Il contenuto di questo paragrafo è estrapolato dalle Linee Guida per una sana alimentazione, frutto di ricerca, studio e valutazioni attente. Spesso invece nel mondo dell'alimentazione si ragiona per sentito dire, per credenze o tradizioni familiari. Qualche volta si indovina, ma nella maggior parte dei casi si tratta di leggende e poco altro. Lo schema riepilogativo che ti fornirò permette di osservare due diverse indicazioni: una frequenza giornaliera o una frequenza settimanale di consumo. Una guida utile per la creazione della tua scheda che deve, a ogni modo, rispettare sempre il solito principio: variare gli alimenti il più possibile. In questo modo difficilmente sbaglierai.

Alimenti	**Frequenza giornaliera**	**Frequenza settimanale**
Pane	2 o 3	
Pasta, riso, farro, orzo	1 o 2	
Prodotti da forno, brioches, biscotti		<2
Cereali colazione		<3
Patate		<2
Frutta fresca	3	
Verdura	>2	

Carne rossa		1 o 2
Carne bianca		Tra 1 e 3
Carne in scatola		<1
Pesce fresco e molluschi		2 o 3
Pesce conservato o in scatola		<1
Uova		Tra 2 e 4
Legumi freschi, secchi e in scatola		2 o 3
Latte e yogurt	Tra 2 e 3	
Formaggi		2 o 3
Olio	Tra 2 e 4	
Burro e altri grassi animali		occasionale
Dolci e snack		occasionale
Zucchero e miele	<2	
Frutta secca		<3

Come avrai potuto notare per alcuni alimenti, come frutta, pasta, latte, l'indicazione è relativa alle porzioni giornaliere, mentre per carni, pesce e prodotti da forno si parla di porzioni settimanali. Questa è già un'indicazione importante: alcuni cibi devono far parte della nostra abitudine alimentare quotidiana, altri invece vanno variati e giostrati in un arco temporale più lungo. Ovviamente quando si parla di porzioni settimanali ci si riferisce a una distribuzione su più giorni: **pos-**

siamo mangiare fino a 4 uova alla settimana, ma non tutte nello stesso giorno. Lo stesso vale per carne, frutta secca e formaggi. Un concetto semplice che molto spesso però genera confusione. Ora che conosci la frequenza, puoi calcolare tu la dose giusta per te grazie a quello che hai imparato in queste pagine.

Al ristorante

Quante volte vi è capitato di guardare per ore il menù del vostro ristorante preferito, provando a fare un calcolo mentale delle calorie di ogni piatto? Se prendo questo, ma tolgo quello, con un bicchiere di vino, caffè amaro, però il dolce a metà e... nella migliore delle ipotesi sceglierete il menù bambino per paura di esagerare oppure darete libero sfogo alla fantasia mangiando di tutto e di più. In entrambi casi, non vi state volendo bene. Andare al ristorante e sacrificarsi con piatti non graditi non ha senso, così come non ne ha pensare di mangiare l'impossibile buttando a mare una settimana di sacrifici. Il weekend può essere un momento da godere, ma senza dover rovinare tutto. L'abbiamo visto nel capitolo precedente che con una buona organizzazione è possibile ritagliare anche 1300 Kcal per un pranzo o una cena fuori porta. Ma come fare a organizzarsi? È importante conoscere, almeno per sommi capi, il contenuto calorico delle portate. Non dovrete star lì, carta, penna e calcolatrice, a far di conto fino all'ultimo grammo, ma *stimare* quanto si sta per mangiare è sempre meglio di non conoscerlo per nulla. Quindi ho pensato di fornirvi delle schede orientative, che si basano sui valori medi della ristorazione, suddivise per tipologia di ristorante, dalle quali prendere spunto. Cucina di terra, di mare, etnica, ce n'è per tutti i gusti. Utilizza questi valori medi a porzione di ristorante per valutare l'impatto dell'alimentazione fuori casa nel tuo schema settimanale, mangerai meglio e con meno sensi di colpa. Non dovrai più chiederti se quel dolce potevi o non potevi mangiarlo. Partiamo dalla cucina tradizionale.

Cucina di MARE	**Kcal**	**Cucina di TERRA**	**Kcal**
Linguine con calamari e pomodoro	700	Antipasti di salumi e formaggi	650
Spaghetti ai ricci	600	Antipasti salumi misti	555
Risotto ai frutti di mare	550	Antipasti formaggi misti	820
Spaghetti alle cozze	600	Pollo arrosto	300
Spaghetti al nero di seppia	550	Patate al forno	325
Spaghetti vongole e bottarga	600	Lasagne al forno	850
Zuppa di pesce	650	Insalata mista	190
Sauté di cozze	200	Petto di pollo e lattuga	185
Insalata di polpo	200	Insalata nizzarda	340
Insalata di polpo e patate	300	Caprese	330
Frittura di pesce	540	Risotto ai 4 formaggi	700
Tonno in padella	500	Risotto al pomodoro	500
Seppie arrosto	200	Risotto alla milanese	500
Triglie arrosto	220	Vino rosso al bicchiere	100
Orata al cartoccio	400	Bistecca di manzo	400
Gamberoni arrosto	200	Hamburger di manzo	350
Calamari arrosto	200	Filetto	250

E adesso invece dei valori di riferimento per rosticcerie, pizzerie, pub. Sono ancora una volta dei valori da prendere con le pinze, non di certo per valutare al millesimo l'apporto calorico.

Rosticceria, pizzeria e pub	**Kcal**
Pizza margherita	850
Pizza a trancio (100 g)	350
Pizza bianca con mozzarella e verdure	1000
Focaccia	900
Dolce della casa 100 g	450
Bruschetta al pomodoro	200
Contorno ripassato	300
Patatine fritte	400
Bicchiere di vino o di birra	100
Limoncello o grappa	100
Panino con hamburger, pomodoro e insalata e salsa BBQ	800
Piada con straccetti o cotto, mozzarella e verdure	700
Hot dog	600
Supplì	200
Arancino	400
Crocchetta di patate	100

Questi dati sono frutto di anni di studio e collaborazione con chef, centri di ricerca e fondazioni per lo sport e l'alimentazione. Sono materiale molto prezioso che ho scelto di condividere con te, ma dovrai valutarli con un margine d'errore dovuto alla particolare realizzazione del piatto: basta aggiungere un po' di olio per far aumentare le calorie. Anche le porzioni da ristorante sono stime che possono variare da regione a regione in base alla cultura e alla tradizione alimentare. Lascio al tuo buon senso intendere cosa vuol dire porzione media o porzione abbondante o abbondantissima. Dedichiamoci adesso agli snack, pasti che spesso siamo costretti a consumare quando finiamo tardi a lavoro e non abbiamo tempo per una pausa pranzo come si deve. Diamo uno sguardo a cosa si nasconde in questi *pasti veloci*.

Snack salati	**Kcal**	**Bevande**	**Kcal**
Panino alle verdure lesse	460	Spremuta d'arancia	80
Piadina pomodoro e mozzarella	650	Succo di frutta	115
Toast grande	550	Birra chiara	85
Panino al prosciutto	500	Aranciata o Coca Cola	80
Toast prosciutto e sottilet-ta	180	Spritz	200
Panino tonno e pomodo-ro	600	Caffè con zucchero	12
Paninetti con insaccati (al pezzo)	195	Cappuccino con latte intero	90
Tramezzino tonno e uova	215	Cioccolata calda	180
Tramezzino spinaci	215	The con zucchero	80

Come puoi notare *panino, coca cola e caffè* può non essere il pasto leggero che immaginavi: puoi arrivare tranquillamente alle 5/600 Kcal, mediamente un pasto completo. Un ultimo consiglio voglio fornirlo sulla cucina etnica, quella cinese e giapponese. Il sushi è sempre al centro di dibattiti e in linea generale è possibile fornire una media calorica, ma tutto dipende dalla proporzione tra pesce e riso. Il mio suggerimento è quello di prediligere menù alla carta ed evitare gli *all you can eat*: siete più tranquilli sulla qualità del cibo, la quantità di riso ed evitate di mangiare uno sproposito. Quello che ci rimettete dal portafogli, lo recuperate in salute. Per la cucina cinese, invece, fate attenzione all'uso delle spezie, olio e salse e alla tipologia di cottura: sceglìete se possibile cibi al vapore, sono in media meno conditi e quindi più leggeri. Ecco un elenco delle portate più famose.

Sushi, al pezzo	**Kcal**	**Ristorante cinese**	**Kcal**
Hosomaki al cetriolo	17	Involtini primavera (200 g)	350
Hosomaki all'avocado	40	Pollo alle mandorle (150 g)	600
Hosomaki al salmone	20	Won ton fritti (160 g)	320
Hosomaki al tonno	25	Ravioli al vapore carne e verdure	200
Nigiri branzino	30	Ravioli al vapore con gamberi	220
Nigiri gambero	44	Spaghetti di soia con maiale	500
Nigiri tonno	45/70	Spaghetti fritti carne e	600

		verdure	
Nigiri salmone	60	Spaghetti di riso e gamberi	500
Uramaki pesce bianco, gamberi, surimi	37	Spaghetti di soia con verdure	400
Uramaki tonno e avocado	52	Riso alla cantonese	700
Temaki	125	Riso gamberetti e verdure	700
Gunkan	65	Gamberi saltati	300
California roll	35	Spaghetti di riso con carne	600
Dragon roll	65	Zuppa di verdure e polpette	400
Futomaki	55	Focaccia ai cipollotti	410

L'apporto calorico del sushi è legato al tipo di pesce, o alla presenza di avocado, delle salse e del tipo di pezzo scelto che fa variare la quantità di riso. Scegliere un pesce più grasso come gamberi fritti o il salmone fa aumentare l'apporto calorico. Parliamo di variazioni piccole, per cui vale la pena scegliere i piatti in base al nostro gusto e poi regolarci sulle quantità. Meglio mangiare un hosomaki in meno, ma soddisfare il desiderio. Non credi? Non c'è niente di peggio dell'alzarsi da tavola con un senso di insoddisfazione. Mangiamo un poco di tutto stimando sempre l'apporto calorico per non privarci più dei nostri piatti preferiti: non esiste cibo cattivo o cibo buono. Soprattutto quando siamo a pranzo o a cena fuori, con amici, in famiglia, dovremmo goderci il momento. Mangiare è bello.

CAPITOLO 10

I DIECI COMANDAMENTI

Piccoli appunti per non sbagliare strada

Questo volume vuole essere una guida da tenere sempre a portata di mano, un prontuario capace di soccorrerti ogni volta che ti troverai in difficoltà. Ogni guida che si rispetti ha bisogno di punti da seguire. Nessun segreto, ma dei consigli da portare con te.

1. Stare bene è più importante dell'avere la pancia piatta.

La scelta del proprio stile di vita deve avere come obiettivo quello di *sentirsi* meglio. L'aspetto estetico sarà una diretta conseguenza del nostro benessere. Avere come obiettivo la perdita di peso o il raggiungimento di un risultato in breve tempo è la strada peggiore da percorrere. Stare bene per sempre e non per qualche mese. Cambiare il proprio stile di vita e non modificarlo per un obiettivo temporaneo. Questo è il segreto per non arrendersi al primo imprevisto.

2. Conosci ciò che mangi.

Spesso consumiamo del cibo inconsapevoli sia dell'apporto calorico sia della sua composizione nutrizionale. È di fondamentale e primaria importanza raggiungere un grado di consapevolezza diverso: il cibo non deve avere più segreti, dobbiamo imparare a stimare apporto calorico e nutrizionale dei nostri piatti preferiti, valutare attentamente ogni alimento e non trascurare nulla di ciò che ingeriamo. Tutto ciò che è commestibile ha un apporto calorico, esclusa l'acqua. Quindi ogni volta che mangiamo stiamo assumendo calorie e nutrienti. Per ottenere dei risultati dobbiamo ricordarci che anche il più innocente aperitivo o uno spuntino possono rovinare una giornata di sacrifici se non li stimiamo nel modo giusto. Conoscere ciò che mangi è il segreto per raggiungere una tranquillità alimentare. Bilanciamo è il tempo, non il momento.

3. Ricorda che mangiare è un piacere.

La cucina fa parte del nostro patrimonio culturale e dei nostri ricordi personali. Il gusto si forma con il tempo e apprezzare la tavola e i sapori non significa necessariamente mangiare troppo o mangiare male. Anzi è importante ricordarsi che mangiare deve essere sempre un piacere e deve appagare i sensi. Non è necessario stravolgere il gusto attraverso ricette light o dietetiche per raggiungere dei risultati. Al contrario è stato dimostrato che alterare sapori e consistenze sviluppa un finto senso di appagamento, il quale a sua volta aumenta il desiderio di cibo fino a farci perdere il controllo. Non rovinare ciò che ti piace, ma impara a conoscerlo e valorizzarlo dal punto di vista nutrizionale.

4. Non considerare l'attività fisica come un optional.

Purtroppo il nostro stile di vita è sbilanciato. Siamo diventati estremamente sedentari, trascorriamo molte ore seduti, spesso lavoriamo al computer o alla scrivania, ci spostiamo in auto o con i mezzi pubblici, deleghiamo le attività motorie quotidiane come riordinare casa, fare la spesa, il tutto per mancanza di tempo. Questo comporta un deficit di movimento che non può essere sottovalutato. L'impatto della mancata attività fisica sul nostro corpo è di diversa natura: da una parte comporta problemi psicologici, dall'altra fisici, il tutto condito con un impatto importante sull'alimentazione. Fare sport deve trasformarsi in una necessità. Se vuoi uno stile di vita sano, devi essere costante: un po' di movimento tutti i giorni. Sempre.

5. Non credere a tutto quello che ti suggerisce la bilancia.

L'alimentazione è una scienza inesatta, nel senso che non può raggiungere un grado di precisione elevatissimo a causa di difetti di misura: è impossibile calcolare al millesimo l'apporto nutritivo del cibo perché varia in base anche alla nostra capacità di assimilarlo. Allo stesso tempo è impossibile calcolare con precisione quante calorie bruciamo durante il giorno, rendendo il calcolo del fabbisogno energetico e la valutazione del deficit una semplice stima. Questo significa che non ha senso pesarsi tutte le settimane o addirittura tutti i giorni. Anche la bilancia ha un margine di errore e non deve essere un riferimento affidabile. Il peso è solo un numero, uno dei parametri di riferimento: la composizione corporea, massa magra e massa grassa, percentuale di acqua e via dicendo sono tutti aspetti da tenere in considerazione e solo strumenti validi e un professionista possono valutarli. L'unico criterio affidabile che possiedi è imparare a riconoscere il proprio corpo. "Come mi sento?" deve essere la domanda da porsi spesso. La bilancia invece controllala una volta al mese, è più che sufficiente per evitare uno stress emotivo e psicologico inutile.

6. Pensa positivo.

Sembra un consiglio banale, ma è alla base di ogni percorso di cambiamento. Dobbiamo essere consapevoli che cambiare non è semplice, che incontreremo degli ostacoli, che avremo voglia di lasciar perdere. Pensare positivo ci aiuterà a dare il meglio di noi stessi.

7. Non guardare gli altri.

Fai quello che è giusto per te e non pensare a quello che fanno gli altri. Siamo tutti diversi per tantissime variabili: fisiche, emotive, tempistiche, genetiche. Confrontare il proprio percorso con quello altrui può aiutarci e farci da stimolo, ma non deve mai diventare un metro di paragone. Non puoi copiare soluzioni che per qualcun altro hanno funzionato perché nulla ti garantisce che funzioneranno anche nel tuo caso. Un'alimentazione per essere equilibrata ci deve appartenere, deve essere personalizzata.

8. Non avere pregiudizi sul cibo.

Non esistono alimenti *buoni o cattivi*. Spesso si tende a mistificare alcuni alimenti: la frutta, per esempio, è un prodotto considerato innocuo. Errore. Ci sono calorie, dosi di zucchero non indifferenti e sarebbe sbagliato mangiare solo frutta o mangiarne troppa. Inoltre c'è frutta e frutta. Così come c'è pasta e pasta, pesce e pesce, carne e carne. Non ci sono prodotti da eliminare a priori dalla nostra alimentazione. Anzi la regola più importante è quella di differenziare i propri pasti: a meno di intolleranze e allergie bisognerebbe mangiare un po' di tutto. Ricorda che è il dosaggio a fare la differenza. Sgranocchiare una carota può considerarsi un gesto quasi senza conseguenze. Mangiarne dieci e considerarle innocue, soltanto perché *verdura*, sarebbe un errore da matita rossa.

9. Goditi i momenti di festa, ma senza esagerare.

Onora le festività, i pranzi domenicali, la cena di Natale, la pizza del sabato sera. Goditi ogni eccezione e non considerarle uno *sgarro* ma un premio, quando rientrano nel tuo piano alimentare. Puoi concederti alcuni lussi, se vuoi, ma dovresti sempre ricordarti che anche durante i tuoi giorni liberi esiste un limite da non superare. È inutile restare a bacchetta tutta la settimana e poi mangiare per tre quando arriva il weekend. Sei un essere umano, non mangiare stile anaconda o come un elefante. Rispetta te stesso.

10. Non credere ai miracoli.

Perdere peso non è semplice. Mantenere la propria condizione fisica non è banale. Trovare un equilibrio alimentare che soddisfi gusto e bilancia non è scontato. Ogni percorso di controllo del proprio corpo necessita di sacrifici e ti porterà di fronte a innumerevoli difficoltà. Non esistono scorciatoie. Non esistono miracoli. Se fosse davvero possibile perdere peso ingerendo dei bibitoni, non credi che lo faremmo tutti? Se fosse così facile chi perderebbe mai tempo a studiare il cibo, a preparare programmi di allenamento, a calcolare il fabbisogno giornaliero? L'alimentazione è una scienza, diffida dei ciarlatani. Saper mangiare è un percorso articolato, non credere a chi consiglia alimenti che *fanno perdere peso*. Lascia da parte le pozioni magiche, le catene di Sant'Antonio, le diete di moda, il Detox e i falsi miti alimentari di cui siamo circondati. Ricorda sempre che non esistono alimenti che facciano dimagrire. Non esistono.

Siamo arrivati al momento dei saluti. Spero che grazie a *Bilanciamo* tu abbia trovato la strada per una corretta ed equilibrata alimentazione. Non ci sono segreti misteriosi o regole complesse da seguire, questi dieci consigli sono un ottimo punto di partenza e un riassunto di tutto quello che abbiamo imparato. Non dimenticarli.

E adesso buon viaggio, continua tu.
Ci rivediamo tra queste pagine ogni volta che ne avrai bisogno.

BIBLIOGRAFIA

- *Linee Guida per una sana alimentazione*, CREA centro di ricerca alimenti e nutrizione, 2019;

- *Project Nutrition*, Andrea Biasci, 2015;

- *Schede LARN*, SINU società italiana di nutrizione umana, 2002;

- *Tabelle composizione alimenti CREA aggiornamento 2019.*

- *Alimentazione e nutrizione umana*, Aldo Mariani Costantini, Carlo Cannella, Gianni Tomassi, 2016.

Printed by Amazon Italia Logistica S.r.l.
Torrazza Piemonte (TO), Italy

17152818R00108